こころの違和感 診察室

しっくりこない自分と折り合いをつける方法

春日武彦
Kasuga Takehiko

河出新書
048

はじめに

　この本は、読者の役に立つことを願って書きました。ではどのような役に立つのか。

　生きるうえでの違和感や、他人から共感してもらうのが難しそうな種類の生きづらさ。些細（ささい）だが毎日のように生じる迷いや、際限のない自問自答のループ。溜息（ためいき）を吐（つ）きたくなるような愚かな思考や心理。みっともない（それどころかときには醜い）感情や、どうにもコントロールのつかない思い。世間的には心の「弱さ」「駄目さ加減」と見なされがちなマイナス思考。そういった自己嫌悪を引き起こすような「我が心のありよう」にうんざりしている人たちに、それをどう理解し、どう折り合いをつけるべきかの道しるべを提示する――そういった意味で（おそらく）役に立つのです。

　もしかすると読み終えてから「ちっとも役に立たないぞ！」と不満を抱く人もいるかもしれません。ブーイングされれば謝るしかありませんけれど、おそらく「役に立たない」と感じるのは今現在だけに過ぎない気がしないでもない。時間が経ってから読み返したり、少し自分の視点が変わった際に内容を思い起こしてみれば、何らかの収穫が生じる可能性は低くないと思います。そういった点では、料理のコツとかダイエット法のような「即効性のある本」とは別な種類のものと思っていただいたほうが賢明かもしれません。

　著者である当方も、自己嫌悪に親和性の高い悩みに散々煩わされてきました。そして今でもやはり煩わされています。と、そのように告白すると、悩みを克服できていないくせに偉そうに「それをどう理解し、どう折り合いをつけるべきかの道しるべを提示する」などと豪語する神経が分からないと揶揄されそうです。当然ですよね。

　でもわたしの悩みの度合いは、やはり若い頃に比べれば軽減しています。喩えて申せば、皆既日蝕が部分日蝕になったようなものでしょうか。なるほどどちらも日蝕であることには変わりませんが、皆既蝕は日中でも闇が訪れ空気が冷たくなります。昼間から星が見え、太陽が消え失せる。知識がなかったらこの世に大変なことが起きつつあると混乱をきたすに違いない。けれども部分蝕では、闇は生じません。普通に生活していて異変を感じることはほぼないでしょう。本書の効能も、願わくば皆既日蝕を部分日蝕に変えるようなものでありたい。


　それにしても自己嫌悪に直結するような悩み、つらさ、心の不具合といったものは、そうした存在をあまり他人に知られたくないものです。うっかり他人に相談しようものなら、下手をすると「心の狭いナルシスト」「自己中心的なくせに他人の顔色を窺うつまらない奴」「被害者意識が強いうえに恨みがましい小心者」などと誤解される恐れすらありましょう。誤解されるときには、誤解する相手もまた似たような心性をひた隠しにしているケースが多いように思えますが、いずれにせよ相談はリスキーだ。

実際、こうした「自己嫌悪に直結するような悩み、つらさ、心の不具合」はそのニュアンスを含めて言葉にするのが結構難しそうです。上手く伝えられない。誤解されるか、さもなければ分かってもらえない危険が大きい。つまり不用意に相談したら余計に傷口が広がりかねないといった話になります。

しかもこうした種類の案件は、結局のところ「心の襞」に関する問題です。自業自得であるのか、それとも心の病気の範疇にあるのか、外部要因に原因を求めるべきなのかが分かりにくい。言い換えれば、僧侶や人格者や「頼もしい先輩」に頼ってみるのが正解なのか、心理カウンセラーや精神科医に相談したほうがいいのか、新聞の「人生相談」に書き送ってみたほうがマシなのか。そんなことすら判然としないわけです。

タレントや成功者が著した人生指南書を読めばいいのか、アドラー心理学の本が役に立つのか、哲学書を繙くべきなのか、文学書に救いを求めたほうがいいのか。迷いはなおさら深まってしまいそうです。

精神科医として外来診察をしていますと、いささか病的ではあってもいわゆる「医学的治療」には馴染まない患者さんとしばしば出会います。当人もそのことは薄々分かっている。が、精神科医を「心の専門家」と読み換えればもしかすると有益な答を得られるかもしれない。そんなふうに考えているようです。

でも彼らは十中八九、精神科医に失望します。まず面接時間が短い。自分の心のもやもやをリアルに表現することすら容易でないのに、それを手伝ってくれない。ましてや共感などしてくれそうにもない。下手をすると「似て非」な症状へと誘導して病名を押しつけ薬を処方して終わり、なんてことになりかねない。これでしたら、おそらく占い師のところへ行ったほうが得るものは大きいでしょう。占い師の多くは苦労人です。しかも絶望に沈んだ人たちを相手にしてきた。それなりの経験と知識で対応してくれる筈です。

とはいうものの、さすがに占い師に頼るのは抵抗があるかもしれない。そういった類の逡巡にはわたしも思い当たるところがありますので、本書を書いた動機のひとつはそのあたりにあるかもしれないと考えたりもしています。

＊

ところで目次にずらりと並んでいる項目のうち、【せつない】の項だけは他の項目と雰囲気が少々異なっています。文体まで違う。あたかも異物のようにまぎれ込んでいます。そのため、多くの読者は一瞬困惑するかもしれません。なぜこんな文章があるのか、と。

これはもう著者のわがままと理解してください。個人的な理由である、と。本書を延々と書いている途中で、わたしはネガティヴな感情を扱うのにいささか辟易してしまったのです。いや、むしろ自家中毒に近いのかもしれません。といって、今さら別な内容の本へと方向転換を図るわけにはいかない。ならばせめて自己嫌悪めいた色彩があふれるこの本の中に、ほんの少しばかり、ささやかだけれどセンチメンタルで素直な気持ちの混ざったエピソードを配して中和を図ってみたい。そのように考えたのでした。馬鹿げた振る舞いでしょうか。いえ、人の心はこんなふうに「ゆらぎ」や気まぐれ、感傷や思い入れが不意に生ずるからこそ、語るに足る。そんな気がわたしにはしているのです。

＊

本書で掲げている項目数は三十三です。当然のことながら、これだけでは皆さんの悩みや困り事をすべてカバーしきれる筈がありません。しかしそうした欠点については、似た感触を含んでいそうな項目をいくつか拾い出して読んでみていただきたい。すると、結果的にはかなり希望に近い答を見つけ出せるかもしれません。たとえば「やる気が起きない」といったテーマは項目に上がっていませんけれども、【面倒くさい】【集中できない】あたりの項目を参照してみれば、それなりに役に立つ考え方やヒントが見えてくるだろう、という次第です。

ぜひとも柔軟にこの本を使いこなし、少しでも肩の荷を軽くし、心の迷いを払拭していただきたいものだと（本気で）願っています。

目次

本文イラスト　SAITOE

焦る

「じりじり」「そわそわ」と、居ても立ってもいられない気分の持続が「焦る」という言葉に相当しましょう。心の中はすっかり慌てた状態で、不安感や絶望感、それどころかやり場のない怒りも混ざっているようです。

さて、「焦る」については二つに分けて考えたほうが理解しやすいと思います。すなわち、〈リアルな焦り〉と〈非現実的な焦り〉です。

まず〈リアルな焦り〉ですが、これは実際に何かを行いながら「ああ、これじゃ間に合わない！」「やばい、全然上手くいかないじゃないか！」などと焦る場合。まさに現在進行形、リアルそのものの感情ですから、実際的・即物的な対応が望まれる。精神科医が口を出すような事態ではありませんよね。でも、ときには突飛なケースも含まれます。

小学校高学年の頃、同級生にMという少年がいました。彼は微妙に風変わりなところがあって、とにかくすぐに驚いたり焦る。その様子が尋常ではありません。些細なことでも浮き足立ち、とんでもなく大仰な反応をするのです。背後からそっと近づいて「わっ」と驚かせたりすると、それこそ大声を上げて混乱し、廊下の向こうまで走り去ってしまう。

アニメの『トムとジェリー』にでも出てきそうなマンガじみた反応なのです。いつもそうなので、最初は面白がっていたわたしたちでしたが（残酷な仕打ちでした、反省しています）、次第に気の毒になってしまい、腫れ物に触るように彼とは接するようになったものです。

　Mは祖母とアパート住まいでしたが、共用の廊下の隅には建材やら塗料缶がごたごたと置かれていました。ある日、そこから小火が生じました。発見したのは彼です。火を消さなければたちまち燃え広がって、アパート全体が火事になってしまいかねない。Mは慌て、焦りました。そして次の瞬間、何のつもりなのかいきなり四つん這いになりました。そのまま首を前に伸ばし口を尖らせ、小火に向かって息をふうふうと吹きかけ始めたのです。別な人が異変に気が付いたとき、Mはまるで火勢を煽り立てるかのように、頬を膨らませ、顔を真っ赤にして懸命に息を吹きかけ続けていたといいます（彼としては、蠟燭の炎を吹き消すようなつもりだったのかもしれません）。焦りを通り越して、まさに頓珍漢な行為に走ってしまったわけです。

　今から考えると、Mにはちょっと発達障害的なところがあったようです。べつに発達障害イコールそうだというわけではありませんが、ここで言いたいのは、世の中には最初から焦りやすい性質を抱えている人がいる、ということです。脳構造のレベルであったり、成育史が深く関係していたり、性格的なものであったりといろいろですが、とにかく、ひどく焦りがちな人はいる。心の過敏症とでも称すべきなのかもしれません。

心の病との親和性

次に〈非現実的な焦り〉はどうでしょう。これは焦りをもたらす事態が現実に存在しているのではなく、想像のなかに存在している。だから、他人から見れば、なぜこの人はこんなふうに焦っているのだろうと訝しむことになる。

そのようなものとしておそらく一番有名なのは、パニック障害ではないでしょうか。精神科的には不安障害の一種とされており、きっかけもなく（ときには閉所恐怖やＰＴＳＤなどの一環として）激しい不安が生じ、動悸や発汗、手足の震えなども伴う。パニック発作の最中は、本人はこのままでは死ぬんじゃないかと「焦りまくって」います。一旦これが生じますとすっかり弱気になり、また同じ発作が起きるのではないかと心配に囚われる（予期不安）。さらに発作が起きかねない場所とか状況を避けるようになり（回避行動）、行動範囲が大幅に狭められかねない。

パニック障害の人は、過呼吸をも呈しがちです。不安緊張から浅く頻回の呼吸となり、すると血中の二酸化炭素濃度が低下、そこで中枢神経は濃度低下を阻止するべく呼吸を抑制し、その結果として本人は呼吸困難を感じ、これまた「焦りまくる」。血中二酸化炭素濃度の低下は血液を極端なアルカリ性に変え、反射的に末梢血管が収縮して手足のしびれや痙攣(けいれん)なども生ずる。そうなるとますます焦ってしまう。

強迫性障害では、たとえば戸締まりとか火の始末等、いくら再点検をしても病的な不確実感が本人を圧倒し、「やはりちゃんと鍵が閉まっていないのではないか」「火事の危険を百%クリアできていないのではないか」等の疑惑が焦りへと直結します。わたしも強迫傾向が強いので、この種の焦燥(しょうそう)感は手に取るように分かります。

いわゆるうつ病では、その特徴的症状のひとつとして取り越し苦労があります。ふだんだったら気にもしないことを過剰に心配し、ああなったらどうしよう、こうなったら人生の破滅だ、などと不吉な方向に想像力を暴走させてしまう。当然のことながら、焦りが伴います。それがエスカレートしたものに激越(げきえつ)状態というのがあり(高齢者に多い)、これは不安焦燥がやたらと目立ち、おろおろイライラとヒステリーさながらに泣いたり騒ぎつつ苦しむ病態です。この状態になったら、さすがに入院してもらう必要が出てきます。

統合失調症などにおける妄想でも焦りは生じます。電波で攻撃されているとか、盗聴器や隠しカメラで監視されているとか、そういった被害的な気分はやがて「このままでは大変なことになる！」と、焦燥感につながり、騒いだり暴れたりといった事態に結実する場合もある。当人は不安どころか恐怖すら覚えているわけですね。

やはり〈非現実的な焦り〉は、多かれ少なかれ心の病に親和性が高いと思われます。

わざわざ招き寄せる

ところで、焦るといった事象について〈リアルな焦り〉と〈非現実的な焦り〉だけを語ってもそれだけでは不十分な気がします。たとえばこんなケースはどうでしょうか。夏休みに小学生が、宿題や自由研究に手を付けずそのままだらだらと日々を過ごしている。本人としては、このままではまずいという自覚はある。でも、何だか面倒くさいし、やる気が起きない。暑いし、気が進まない。やがて八月も下旬になり、いよいよ間に合わなくなりそうだ。この調子では「大変だ、まったくの手つかずだ！」と慌てふためき焦ることは明白である。しかしそうなると、なおさら現実を直視したくなくなり、宿題も自由研究も完全に無視してしまう。そして三十一日に修羅場が訪れる。

似たようなパターンは、大人になっても、先に済ませなければならない仕事を、なぜか億劫（おっくう）だからとつい先延ばしにし、他の仕事をしているうちに事態がややこしくなる等に見られましょう。ここでも自ら「焦り」を招き寄せている。

焦るというのは嫌な気分です。極力避けたい。にもかかわらず、往々にして人は焦るようなシチュエーションをわざわざ作り出してしまう。困ったことに、面倒くさいとか億劫という感覚は、よほど自分に厳しくない限り優先順位のトップとなってしまいがちだ。理屈には合っていませんけれど、それがヒトの弱さであり、不思議さであり、面白さでもある。焦ることは不快だけれど、だからといってその経験はなかなか教訓とはならないもののようです。

生きるのがつらい

友人から小声で、「生きるのがつらいんだ」と苦しげに告げられたら、返答に困ってしまいそうです。「いや、実はオレもつらいんだ」なんて返しても、それでは相手の気持ちを受け止めたことにはならない。もうちょっと具体的に話してみてくれ、と真摯な表情で応じるのがせいぜいでしょう。

ブラック企業に勤めていて毎日が地獄であるとか、大変な額の借金を背負ってしまったとか、愛する者を失ったとか、自己実現の可能性が断たれてしまったとか、そういった経緯があるのなら生きるのがつらくなったのも無理からぬことだと理解できますし、それなりの対策、あるいは諦めて別な道を模索する等の代案も立てようがありましょう。

でも、往々にして「生きるのがつらいんだ」と言う人は、なるほど困難状況や悩みはあっても、生きるとか人生とか、さすがにそのレベルまで話を深刻にする必然性が見えてこないことのほうが多いように思われます。主観的には大変なのだろうと察しはつく。が、生きるのがつらいとまで言われてしまうと、何かもっと別な要素が絡んでいるように思えてしまう。

それどころか日々の生活はおおむね順調であっても、まぎれもなく「生きるのがつらい」と感じる人はいる。おそらくこの世に存在していること自体が苦痛であり、なぜ自分が生を営まなければならないのか――その必然性そのものに疑惑が生じてしまっているようでもあります。あたかも、哲学レベルの懊悩に落ち込んでしまっているようにも映るのです。

ものごとを認識する態度

精神科医として、ことに初診の患者さんから、（特別な理由はないのだけれど）生きるのがつらいと訴えられることがあります。不定愁訴が伴いがちではあるものの、そちらはさほどではない。患者さん自身が、そもそも精神科を受診するのが適切かどうかも覚束ないまま、誰かに相談せずにはいられないからと訪ねてくるのですね。さすがに、生きるのが楽になるクスリなんてものを期待しているわけではない。

そんな場合、心の内を詳しく聞き出そうとしても、どうも上手くいかない。本人も、自分の内面を把握しきれていない。だから問診を進めているうちに、「べつに」「いや、特には……」などと、まるで他人事みたいな口調になってしまったりする。シリアスきわまりないテーマについて語り合っている筈なのに、ちっともそのテーマが深まっていかないんですね。だからわたしはいささか困惑してしまう。

どうやら患者さんの胸の内には、空虚感だとか漠然とした不安感といったものが居座って本人を萎縮させている気配があります。なるほどそんなものについて説明するのは、容易なことではないでしょう。

もうひとつ重要なのは、患者さんのものごとを認識する態度です。妙に単純化してしまっているんですね。言い換えるならば、身も蓋もない認識をしてしまう。たとえば、「人生なんて、所詮は寝て起きて食べて排泄する——その繰り返しに過ぎませんよね」などと、あまりにも現実を矮小化・簡略化した言い方をする。ある意味では、患者さんの意見は正しいのかもしれません。だがそんなぞんざいな捉え方は、健康な精神の働きとは思えないのです。

わたしたちの毎日は、おしなべて変化に乏しく退屈なものです。心を浮き立たせたり、興奮させられるようなことは少ない。不快なことや、うんざりすることは次々に立ち現れますが。でもそんな日々を「ベストとは言わないまでも、生きて行く価値はあるさ」と受け入れている人は、どのように世の中を捉えているのでしょう。

精神が安定し、多少なりとも肯定的な気分を維持していられれば、世界は輪郭を鮮明にし、ディテールが見えてきます。事物そのものやその変化を、みずみずしい感覚で眺められるようになる。生きる意味は分からなくとも、自分が生きていることの不思議さ、生きているだけでも奇跡的な事態であるのを実感できるようになります。

だからといって、特に何かが変わるものでもないでしょう。しかし、この世界は沈滞しているわけではなく、さまざまな生命活動や自然の変転、偶然と必然といったものに支えられていることを理解するだけの余裕が生じてくる。道で拾った石ころの形が、遠くにそびえる山の形とそっくりだったとして、そこには（たぶん）何の意味もないでしょう。でもそれに気付き、それを面白く感じられたり、そのことで日常に些細な手応えを覚えられたら、生きることに味わいが生まれてくるに違いありません。

人生なんて、所詮は寝て起きて食べて排泄する――その繰り返しに過ぎないかもしれないけれど、拾った石の形と遠くの山の姿が瓜二つであると気付いてほんの一瞬だけれども不思議な感覚を体験できたかどうかは、決して「どうでもいいこと」ではないと思います。たぶんわたしたちは、森羅万象が発するそよめきに心を共鳴させることでこの世の中を豊かなものと感じている。その共鳴が、ときには創造性につながるかもしれませんが、いずれにしてもささやかな心の共鳴こそが肯定的な気分を担保してくれる。

気持ちを安定させるには

　さて空虚感や漠然とした不安が心に広がってしまうと、右に述べたような血の通った共鳴は起きなくなってしまう。となれば、もはや生きること自体が厄介で苦痛に思えてきましょう。生きるのがつらいと感じられても無理はありません。

　パーソナリティーの偏り、神経症的な不安、うつ病関連などで空虚感や漠然とした不安は心に居座ってしまいがちです。まずそちらの対策を考えることは重要でしょう。でも、精神科に行くほどでもないとしたらどうすべきでしょう。

　簡単といえば簡単、難しいといえば難しい、そんな方法があります。手始めに家の中をきちんと片づける。そして生活リズムを整える。さらには、きちんとした食事を摂る。あまり気の効いた方法ではないなあと落胆されるかもしれませんが、最終的にはこれしかないですね。とにかく自分がいる場所を居心地良く、すっきりさせる。これだけでも、どんよりした気分が持ち直します。さらに生活リズムを整えることで、気持ちは安定し、世の中を眺めるときの「心の解像度」が上がってきます。ちゃんとした食事によって、意外にも肯定的な気分が生じやすくなる。どうも説教めいたことを申しているようで恐縮ですが、これは人間の基本的な性質に沿った方策なんだと思ったほうが良さそうですね。生理的に、そうしたほうが自然なのです。

なお重要なことをひとつ付け加えておきます。ものごとを単純化し過ぎる、矮小化・簡略化し過ぎる態度というか精神状態は、自殺の危険に直結します。自殺者は、自分なりに考えに考え、ついに「死ぬしかない」と結論を下すわけですが、そのプロセスに身も蓋もない単純化が介在してしまうからそんな結論に至る。（他者から見る限り）理由のはっきりしない自殺には、おそらくそんな鼻白むような単純化ないしは思考の飛躍が含まれていると思われます。

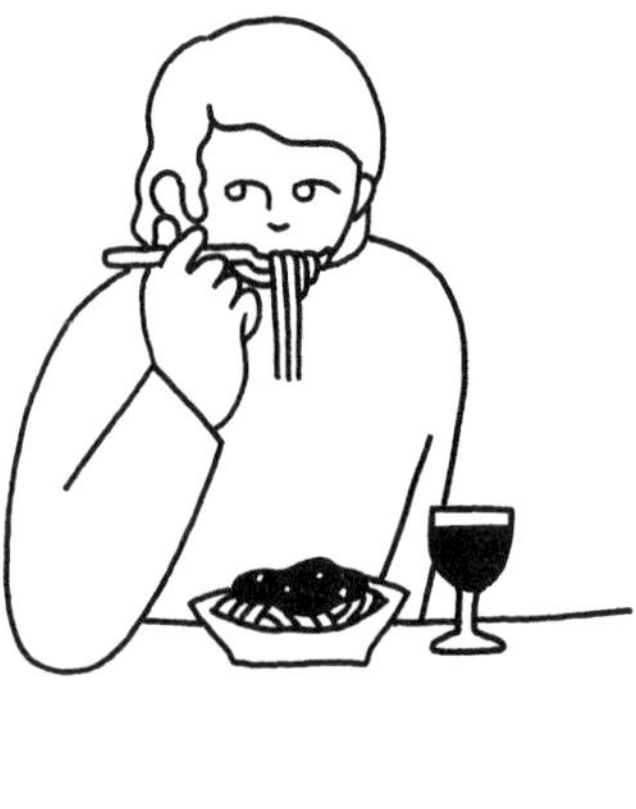

嫌なことを忘れられない

十年くらい前に、ある雑誌からアンケートの依頼がありました。こんな発明があったら嬉しいと思うものをひとつ挙げよ、といった内容でした。

こういったアンケートは案外難しい。頓智（とんち）の利いた意外な答を示すか、誰もが共感するような（ただし、できればストレートにはなり過ぎないような）答を示すか、そのどちらかを期待されていると思ったほうがいい。わたしは後者のスタイルを選び、しばらく考えた末に、「忘れたいことだけをピンポイントで頭から消し去ることのできる装置」と回答しました。こんな装置が本当にあったら、ぜひともそれを使って消したい記憶が山ほどあるからです。幸いにも、この答には賛同してくれる人が多かったようでした。アンケートを考えた編集者の期待にも、しっかり応えられたわけです。

べつに自慢をしているわけではなく、いかに多くの人たちが「嫌なことを忘れられない」と悩んでいるかを言いたかったのです。嫌なことって、忘れようとすればするほど意識がそこに向かって鮮明になってしまいますものね。

忘れたくとも忘れられないのは、実は無意識の領域においてそれを忘れたくないと思っているからだ、といった意見があります。無意識の願望を持ち出せば、何でも説明がついてしまいますからこういった説には耳を貸したくないのが正直なところです。でも、あながち間違いでもないかもしれません。悔しいけれど。

わたし個人に限って申せば、拭い去ってしまいたいような不快な、悔しい、悲しい、恐ろしい、恥ずかしい記憶が山ほどある。しかし、それらをすっかり心から追い払ってしまったら、精神科医として患者さんの気持ちを汲むのが上手くできなくなってしまいそうな気がするのですね。あるいは物書きとしてのわたしは、しばしば嫌な（しかも痛切な）記憶を梃子にして思考を展開していきます。忘れたいほどの嫌な思い出は、もしかすると人としての奥行きを深めるような作用をも持っているのかもしれない。「オレには嫌な記憶なんて一切ないよ」と明るい表情で断言する人物がいたとしたら、わたしはその人をいまひとつ信頼する気になれませんね。

リベンジしたい？

ＰＴＳＤ（心的外傷後ストレス障害）という名称を聞いたことのある人は少なくないでしょう。強烈なトラウマ——災害や大事故や戦争に巻き込まれたとか、目の前で大切な人が悲惨な目に遭うのを目撃してしまったとか、性的暴行や死の脅威に曝されたとか、そのようなショッキングな出来事を体験すると、その影響が長引き、さまざまな心身の不調をもたらす場合があります。それがPTSDで、ことにフラッシュバックと呼ばれるものは些細な引き金（たとえば、トラウマの原因となった出来事を連想させる場所や言葉や匂い等）によって外傷的出来事がありありと蘇る。思い出すというよりも、いきなり、五感にダイレクトに迫るような蘇り方をする。そこで当人は取り乱したり、苦しい思いをすることになる。いつフラッシュバックが起きるかも分からないので、当人はびくびくしながら日常を営まなければならなくなる。

　フラッシュバックに悩まされる人は、まさに「嫌なことを忘れられない」状態にあるわけです。忘れてさえしまえれば、苦しまずに済む。にもかかわらず、なぜ忘れ去れないのか。ヒトの脳が、トラウマなんか速やかに消去してしまえるように進化してこなかったのは誤りだったのではないだろうか。

　この疑問に対してひとつの解答があります。

　トラウマをもたらすような出来事に対して、ヒトは圧倒的な無力感を覚えます。あれはどうしようもなかった、運が悪かったとしか言いようがない、と。でもそのいっぽう、やはり人間は未練を持つ。どうしても「たら・れば」といった考えに取り憑かれてしまう。つい記憶を巻き戻して「あの」出来事を再現し、それどころか今度こそ出来事に上手く対処したり回避したい、などと考えてしまう。つまりリベンジしたいと考えてしまう。

たとえ考えても過去は変えられません。そんなことは分かっている。しかし、せめて頭の中で「あの」出来事を克服し、打ち勝たないと気が済まない。そのような手続きを踏まないと、これからの人生を歩んで行けそうにもない――と、そんな考えに執着してしまいがちなのですね。しかし実際には、「あの」出来事を召還した途端にまたしても圧倒され混乱に陥り、ますます無力感や自己嫌悪に囚われてしまう。そんなことが何度も何度も繰り返されてしまう。

嫌なことを忘れられないのは、その出来事に脳内リベンジをしたい、想像の中だけでも打ち勝たなければという思いがわたしたちの心にもともと備わっているからなのでしょう。したがって「忘れたいことだけをピンポイントで頭から消し去る」なんて芸当は無理だと考えたほうがいい。催眠術でもたぶん無理です。

目指すべき境地とは

ではどうすればいいのでしょうか。手本はPTSDの治療にありそうです。

心理療法による治療の場合、そもそも忘れ去るなんてことを治療者は目指しません。先ほどから述べているように無理だからです。逆に、治療者がサポートしている状況であえてつらい記憶を呼び戻させる。取り乱さないように精神的に支えつつ呼び戻させる。そうして冷静に眺めてみれば、思い込んでいたほど無力感だの自己嫌悪を覚える必要なんかないじゃないか――そんなふうに思考に柔軟性を持たせる。あるいは何度も記憶を呼び起こすことで、おぞましい記憶を形骸化させ「馴れ」を生じさせる。そうした作業を重ねて、記憶から生々しさや毒々しさを薄れさせる。骨抜きにしてしまうわけです。

こうしたメソッドを参考にしてみるなら、少なくとも自分で嫌な思い出を抱え込んだまま独りで悩んでいるのは賢明ではない。自分の頭の中で不快な記憶を捏ね回していると、不快さがますます膨れ上がっていきがちのようです。これでは自分自身を自らの手で苦しみに追い込んでいることになる。自家中毒みたいなものです。

まずは信用の置ける誰か（カウンセラーも、その「誰か」に含まれます）に「オレはこんな出来事で今も苦しんでいるんだ」と話してみる。それがポイントです。ただし聴いてくれる相手に助言や解決策、慰めや感想などは求めない。とにかく聴いてくれるだけでいいから、と最初に告げておいたほうがいいでしょうね（そうでないと聴き手に負担が掛かり過ぎる。カウンセラーだったら事情が違いますが）。そして淡々と、曖昧な表現や誤魔化しはせずきちんと正直に一部始終を語る。――これでかなり楽になる筈です。

え、それだけ？　なぜ話しただけで楽になるの？

話すことで、嫌な記憶は「ネタ」と化すからです。仮に、もういちど別の他人に同じことを喋ってみると考えてみて下さい。もはや不快な思い出は、それに対する思い込みや固執をも含めて客観視することが可能になっている。自分の苦しみすらも、「お話」の題材となっている。語り口も滑らかになっている。そこまで来れば、心の風通しも良くなり、もはや嫌な記憶も無毒化していることでしょう。いささか誇張して申せば、「ネタ」として笑い飛ばしてしまえる。目指すべきは、そういった境地だと思います。

うしろめたい

うしろめたい、ってどんな気分なんでしょうね。疚しいとか、良心に恥じるところがある、といった感情だと思われます。つまり自分には後ろ暗いところがある、と。だからうしろめたく感じ、どこかおどおどした生活を余儀なくされる。

でもそれだけではない。もっとデリケートなもののように思われます。たとえばバスに乗っていたら大事故が起きた。自分は軽い怪我で済んだものの、同乗者の中には亡くなってしまった人もいる。そんな状況になったら、自分は亡くなった人に対して何の責任もないけれども、生き残ったこと自体に何だか気まずさを覚えてしまいそうです。申し訳ないような気持ちになり、それが「うしろめたさ」につながりそうです。うしろめたい気持ちには、必ずしも罪とか落ち度が付随するわけではない。そこに重要な点が隠されているようです。

わたしは猫を一匹飼っています。子猫のときに拾ってきた茶トラの雌です。いわゆる室内飼いをしており（マンション住まいなのでそれしか選択肢がありません）、また不妊手術をしてあります。当方としては深い愛情を寄せているつもりですし、環境も可能な限りベストを心掛けています。少なくとも不自由な思いや危険・不安とは無縁で暮らせるようにしている。でもそれが猫にとって本当に幸福な状態かといえば、飼い主としていささか考え込まざるを得ません。

どうこう言っても、猫に不自然な生活を強いているのは確かなのです。一生、他の猫と遊んだり喧嘩をしたり交尾することはない。広い場所を存分に駆け回ることもできないし、鼠を捕まえる機会もない。我が家の猫は「猫らしさ」を奪われているわけで、たとえ安全で快適（と人間が信じている）な環境を提供しようとも、それが猫の幸福に直結している可能性については判断がつかない。いや、つく筈がない。

そんな次第で、わたしは猫を見るたびに一抹の罪悪感を覚えます。うしろめたくなる。でも、ならばどうすれば良いのかも分からない。せめて自分が想像可能な範囲で猫の幸福を目指すしかないし、成り行きとしてわたしと暮らすことになった以上は、多少意に染まないことも我慢してもらうしかない。そしてそのような悩みというか迷いは、心苦しいなりにそこが微妙に「猫を飼う味わい」になっているのも確かなのです。苦みがあってこそビールやコーヒーが美味しいのと同じように。

入学試験や採用試験、資格試験といったものは、偏差値が高く、あるいは倍率が高いほうが合格者には満足をもたらします。いかに多くの優秀なライバルを蹴落としたかが、勝利感を輝かせます。つまり勝利の美酒は他人の落胆や絶望が重要な「隠し味」になっている。もちろん自分の努力や運の良さこそが味わいのメインでしょうが、残酷な現実がより味わいに奥行きをもたらしている。そんなときに、不合格者に対してちょっとうしろめたい気持ちを抱いてみるのは、秘かな楽しみに違いない。

秘密を持つということ

わたしたちはこの世に生まれ落ち、育てられ、やがて努力したり怠けたりしながら現在に至っているわけです。そうした長い過程において、他人を失望させたり裏切ったり悲しませたりしなかった人なんていないでしょう。他人のみならず、人間以外の生き物に残酷な仕打ち（殺すことを含む）をしなかった人も皆無（かいむ）に違いない。だから人間は罪深い存在である、とまで断言する気はありませんが、ちょっと「やる瀬ない」と申しますか、切ない気にはなりますね。

たとえば思春期になり自我が芽生えてきますと、人は秘密を持つようになります。べつに悪事とか邪行をこそこそ隠し立てするといった意味ではなく、むしろ誰にも踏み込ませない自分だけの世界を自覚的に心の中に築くようになる。そうした秘密を持ってこそ、自分は他人と違う、自分は唯一無二の存在であると信じられるようになる。統合失調症は思春期に発症しがちですが、そんなときに患者さんは妙に潔癖になったり、あるいは妄想のテーマにおいて「自分の秘密が筒抜けになっている」「心の中がテレビで放送されたりネットに流れている」といったものがしばしば見受けられるのは示唆的です。

さて思春期において秘密を持つようになるということは、言い換えれば、家族を裏切るといった感覚に通じます。もはや、親や同胞や祖父・祖母とは以前ほど無邪気には接することができなくなる。悲しいし、罪悪感を覚えたりもする。でも、そうしたプロセスを経ないと人は大人になることができない。自立ができない。

そんな経緯を考えますと、うしろめたい気分にはほんの僅(わず)かだけれども「懐かしさ」に似た感覚も混ざっているような気がしないでもない。

結局、ふつうに生きているだけでわたしたちは「うしろめたさ」を感じるだけの状況に追い込まれてしまう。そして、さしたる根拠もないのに立ち上がってくる「うしろめたさ」は気まずい感覚であると同時に、どこか逆説的にわたしたちの生を際立たせたり、生きることの妙味をもたらすところもあるように思われる。

救いはあるのか

ここで精神科医としての打ち明け話を少ししてみます。神経症レベルの患者さんの場合、面接において「ひょっとして、理由のはっきりしない罪悪感みたいなものに悩まされたりしていませんか？」と小声で尋ねてみる。すると驚くほど高率で患者さんたちは頷くのですね。それどころか、ああこの違和感は罪悪感と呼ぶべきものであったのかと納得する人すらいます。どうやらさまざまな理由からもたらされる自己不全感や自己嫌悪、無力感といった「もやもやとして扱いあぐねる」感覚は、罪悪感とかうしろめたさといった言葉に言い換えられたほうが腑に落ちやすいらしい。もちろんどんな生き方をしていようと人はいつしか罪悪感を覚えるに値する言動をとってしまうものだ、という前提が暗黙の了解としてあるからでしょうが。

罪悪感やうしろめたさは、反省や告白、謝罪によって救いが訪れる筈のものですよね。具体的な救済の道が存在するように思える（大概は錯覚ですけれど）。そのあたりが、患者さんを惹きつける理由ではないかという気もします。

うつ病では、その特徴のひとつとして、自分を責める（自責感）という感情の出現が挙げられます。うつ病になれば、仕事の能率は落ちるに決まっています。日常生活すら満足に営めなくなる。普通、そんなときには、悪いのは自分ではなく他人（あるいは会社やシステムや世の中など）であると言いたくなる。しかしうつ病においては、自分の頑張りが足りなかったからだ、自分が不甲斐なかったからだと自分自身を責めます。それがエスカレートすると「こんな自分が生きていても仕方がない」と自殺に至ったりする。

つまりうつ病ではいつしか「うしろめたいモード」に陥ってしまうのですね。でもそこで反省や告白や謝罪が救いになるかもしれないとは考えることができず、ひたすら自分を責めるといったサイクルに入ってしまうところに病理がある。

いやはやうしろめたさには、人生の味わいとか妙味といったケースもあれば、複雑な負の感情を総括するための便利な言葉として機能するケースもあり、いっぽううつ病のように自殺にまで突き進んでいきかねないケースもあるわけです。うしろめたさが気になる人は、そのあたりを冷静に見つめ直してみたほうがいいでしょう。

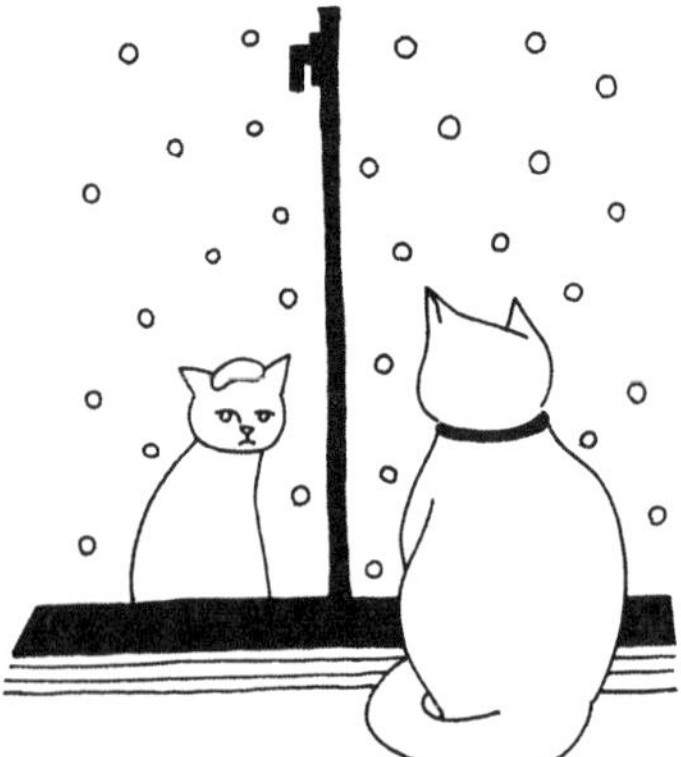

運が悪い

確かに、まぎれもなく運が悪い人というのが世の中にはいるように思えます。診察室で出会う患者さんの中にも、成育史において散々つらい目に遭い、大人になっても仕事では失敗の責任を押しつけられ、パワハラにも苦しみ、事故にも遭い、配偶者は自殺し、友人に騙されて連帯保証人になって借金を背負い、ストレスから精神を病んだが周囲は怠けていると誤解している、といった調子で不運のカタマリみたいな人が少なくありません。不運だか不幸の駄目押しとして精神疾患になってしまうなんて、あんまりではないですか。

わたし自身はどうか。御神籤を引くと、「凶」を引く確率がやたらと高い。ホームに立ったら電車がちょうどドアを閉めたところだったとか、行列に並んだら、買おうと目論んでいた品物が自分の前の客で売り切れてしまったとか、そういったプチ不幸には出会いやすい。宴会だかパーティーに出席すれば、わたしの皿だけ料理のトッピングが忘れられていたり、髪の毛が落ちていたりする。レストランではオーダーを忘れられることが珍しくない。どうも人生がスムーズに営まれている気がしないのですね。でも右に述べたような「小さな不運」には遭遇しがちだけれど、大きな勝負では意外に負けないようなので、普段の「小さな不幸」がいざというときの強運を担保していると考えることにしています。したがって、予想を裏切って物事がとんとん拍子に運んだりすると却って身構えてしまいます。いじましい幸運なんていらない。たとえ千円札が落ちていても、そんなものと引き替えに大きな不幸をつかまされそうな気がして、十中八九そのお金は拾いませんね。

運というものはある種の流れというかリズムであると考える人もいます。おしなべてギャンブル好きには、その傾向が強いようです。だから彼らは千円札が落ちていたら必ず拾う。そのことでラッキーな運気に乗ろうとするのでしょう。まさに地面に落ちていた千円札を「幸先が良い」と見なすわけです。

「自分らしさ」とは

こんなふうに、幸運・不運についてはさまざまな考え方や解釈が成立します。そして部分的には正しく見えても、普遍的で絶対的な運命の法則なんてものは（おそらく）存在しません。

まあそんなことは薄々分かってはいるけれど、それでも「ああ、オレは何て運が悪いんだ」と嘆きたくなることはありましょう。宗教を信じている人は違うのかもしれませんが。

わたしは残念ながら不運体質を幸運体質に変える方法は知りませんが、それでもひとつ言えることがあります。すなわち「負け癖」を着けるな、と。おそらくこれはあなたの想像以上に重要な項目です。

アイデンティティーという言葉がありますよね。日本語訳は自己同一性、すなわち〈自分らしさを保証してくれる感覚〉とでも申しましょうか。人間、やはり自分らしさといったものを漠然とでも感じていないと、生きている気分にならないようです。自分らしさを実感できないと、自分が透明人間にでもなったような、あるいは自身が気体のように拡散してしまうみたいな頼りない感覚に陥ってしまうからでしょう。

人間はアイデンティティーなしではいられない生き物である。そこまではいいとして、驚いたことに、アイデンティティーがないことに比べれば、どんな「ろくでもない」アイデンティティーでもあったほうがマシ、と人は考えてしまうものらしい。そこが人間の不思議さであり面白さのひとつではありますが、人間観察をしてみればそういった事実には気付きますよね。

例を挙げてみましょう。「嫌われ者」であることをアイデンティティーにしたがる人がいる。ある種の居直りであり、また「表面的には嫌われ者であっても、本当は純粋で素晴らしいオレ」的な意外性を夢想しているのかもしれませんが。暴力団やチンピラ、堅物で妥協しない上司、皮肉屋、誰にも心を許さない気難しいキャラあたりが該当しそうです。

半端に世間に受け入れられるよりは、嫌われ者として自分自身を際立たせたほうが納得がいくのでしょう。

あるいは「いつも誤解されてしまう人」といったアイデンティティー。間違ったところはどこにもないのに、なぜか誤解されたり偏見の憂き目に遭い、そこにドラマが生まれるといったところを自分らしさの拠り所にしている。いかにもヤクザの親分みたいな外見だけれど猫と子どもとフルーツパフェには目がない、みたいな設定が好きなのかもしれませんね。「恋心を抱いた相手と親密になれそうになると、逃げ出してしまう」なんてアイデンティティーもあります。車寅次郎、フーテンの寅さんがそうですね。もはや彼にとっては、恋の成就よりは失恋体質めいた自分らしさをキープすることのほうが大切なようです。「ひとたび本気モードになれば、たちまちトップになれる能力を秘めたわたし」とか（もちろん、なぜか本気モードになったことはない）、「この悪意と傲慢さに満ちた俗世間を見限り、自然の美しさだけに目を向けてひっそりと生きるわたし」なんてものもありましょう（これにはいささか惹かれます）。

「運が悪い人」という設定

そしてそうしたマイナーなアイデンティティーの中には「運が悪い人」といったものが

ある。そのような人を眺めていると、もともと運が悪いから次第に「運が悪い人」というアイデンティティーを自覚するようになったのか、それとも自分を「運が悪い人」と措定(そてい)してみたら生きて行く上での違和感が払拭(ふっしょく)されたのか。ニワトリが先かタマゴが先か、みたいな話ですが心の奥深くで「運が悪い人」という設定にフィット感を覚える人は確かにいます。そしてそのような人はアイデンティティーとしての「運が悪い人」を維持するために、いつしか運が悪い人を自ら演ずるようになってしまう。それがさきほど申した「負け癖」というわけです。

　運が悪いとさかんに愚痴(ぐち)をこぼす人は、そう言いながらもアイデンティティーとしての「運が悪い人」に安住しているのではないか？　それもまたひとつの生き方ですし、もしそれを本気で否定したいのなら、まずは「自分は運が悪い」と嘆くのを辞めることからスタートすべきでしょう。

　なお、参考までに事故頻発人格というものについて言及しておきましょう。「精神分析では一見偶然あるいは不可抗力にみえる事故や怪我に出会うことを繰り返す傾向を持った人物のことを事故頻発人格と呼び、その無意識的心理機制が研究されている」（『新版精神医学事典』弘文堂、一九九三年）。つまり無意識的自己懲罰衝動とか道徳的マゾヒズムとか、そういったものを想定している。おそらく事故頻発人格に該当する人は自分のことを「運が悪い」と嘆くでしょう。でも、いや不運なのではなくてあなたには無意識的自己懲罰衝動や道徳的マゾヒズムが無意識の領域に潜在していているからなのだ、などと精神分析家に指摘されて「なるほど」と思う人もいれば憤慨する人もいるでしょうね。無意識のことなんて証明が不可能ですから、場合によってはとんでもない言い掛かりになりかねない。だから先ほど引用した精神医学事典でも、「……事故傾性の問題は慎重に検討すべきことと考えられる」というのが結びの言葉になっていました。運・不運にかかわる論議は、いかに科学を装ったとしても、所詮は神話と称するべき領域に位置してしまうのでしょう。

おどおどしてしまう

おどおどしている人は、現状に対処しきれず、慌てふためいて空回りしているのでしょうね。自分の置かれた状況や雰囲気に圧倒され、あるいは自信がなかったり失敗体験やトラウマから、過剰に不安や緊張に囚われ、しかも「どうせ」今回も失敗するだろうという腰の引け具合からますます落ち着きを失ってしまう。最終的には狼狽と無力感との悪循環に陥って自滅してしまう。

そもそも、「おどおどしてしまう」のはどんなときでしょうか。不意打ちのようにいきなりスピーチを指名されたとか、大勢の人の前で苦手なパフォーマンスをしなければならない、短気な上司に向かって報告をしなければならない、どんな質問が飛んでくるのか予想もつかない状態でプレゼンテーションをしなければならない、怒り心頭の相手に謝罪をして場を収めなければならない、異性の前で魅力的な自分を示したい、面接で良い印象を与えたい等々。いずれにしても、おどおどしがちな人は「負け戦」の予感を抱くいっぽう、喝采を浴びたり感心されたいといった欲も人一倍の気がします。だからおどおどするたびに自己嫌悪が増幅して、生きることすらつらくなる。

基本的に、おどおどしている人の心には不本意とか不条理といった感情が渦巻いているように思われます。自分には不向きなことを強いられているといった不満、準備も心構えも不十分な状態で土俵に上らされることへの反発、表面的にでも協調性や絆を表明しなければならないことへの苛立ち、社会人として妥協や偽りを余儀なくされることへの情けなさ——そのようなネガティヴなものが存在している。たんに要領が悪いとかシャイであるとか、そういった同情に値するものではなく、反抗や憎悪に近い感情が「おずおず・びくびく」した態度の裏に見え隠れしている。だからおどおどしている人は、労られるよりはむしろ嫌われることが多い。

自己イメージの迷い

そんなふうに言われても、おどおどする当人としては困ってしまいますよね。いったいどうすればいいのか、と。

おそらく、おどおどしがちな人は自分自身のイメージについて迷いがあるのです。社会を生き抜いて行くには、自分がどんなキャラクターとして、どんなイメージの人間として周囲から認知されるかを明確にしておいたほうが有利です。ある程度の分かりやすさと、ちょっとした意外性といったものを備えているほうが便利なのですね。なぜなら周囲は得体の知れぬ人物よりは分かりやすい人物のほうが安心する。役割を与えやすいし、どんな方向で期待をすれば良いのかも見当がつくからです。

わざわざ自分を偽って、「本当の自分」から程遠い人間像を演じろと言っているわけではありません。本来の自分自身（それは外見や雰囲気や声の質、趣味や癖といったものも含みます）におおむね沿う形で、ただし誰もが理解しやすいキャラクターを確立したほうが生きやすいという事実を指摘しているのです。もちろん複雑怪奇で予測不能の心を持ったキャラクターというのもありますが、そういったものが似合うのはよほど何かに秀でた才能がなければ駄目でしょうね。

おどおどしている真っ最中の人を観察しますと、十中八九、かれらは自身のキャラクターが「ぶれて」います。ぐらぐらとして定まらない。たとえば企画会議で何のアイディアも浮かんでいないのに、突然、何か思いついたかねと指名されたとしましょう。まさかアイディアなんか全然ありませんとギブアップするわけにはいかない。そんなときに、「ちょっとまだ思いつかないんですけど、実は昨日、電車のホームで意外なものを目にしましてね」などといった具合に、いささか文脈から逸脱するけれども何かのヒントになりそうな面白い話をして周囲に評価される人がいます。あるいは、なぜ思いつかないかを妙に論理的に検討してみせる人、「もうちょっと考えさせてください」と厳かに言って通用する人、「いや〜、まるで思いつきませんよ。でも、もうちょっと議論が進んだら何か閃きそうな予感がするんですよ！」などと調子の良いことを口にして周囲を和ませる人、「もう少し別な方向から検討してみたらどうでしょう」と進言する人など、さまざまな人がいてさまざまなキャラクターが想定されます。そしておどおどしている人は、自分がどんなキャラクターで振る舞うべきかで一瞬混乱してしまう。まさに「ぶれて」しまっている。

自分のキャラクターが確立していれば、何を自分は求められているのかが分かるし、期待には百％応えられなくとも予想の範囲内の振る舞いを示すだけで相手に安心感を与えられるものです。キャラクターを確立するといった割り切りができない人は、変にプライドが高く、内心では周囲を見くびっている。でも自信を持てず能力もいまひとつ。だから「ぶれる」「ぐらつく」ということになる。そのあたりを反省したほうがよろしいでしょう。

自分のキャラは？

先日、郵便局に行ったら中年の男性局員が客（同じくらいの歳の婦人）に怒鳴られていました。凄い声でしたね。声楽でもやっているのかもしれない。クレーマー案件なのかと思ったらあながちそうでもありませんでした。彼女が発送依頼をした小包を、くだんの局員が乱暴に扱ったんですね。いかにもぞんざいに、放り投げるようなことをしたらしい。それに対して婦人は腹を立てている。大切なものが入っているのに、わたしの目の前で何てことをするのよ！　と。当然といえば当然でしょう。まあそこまでオペラめいた声で怒鳴らなくても、といった怒り方ではありましたが。

局員は自分に非があったのだからきちんと謝るべきだと思います。そしてなるほど局員は謝ってはいましたが、ぼそぼそと小さい声で、しかも下を向いたまま表情を強ばらせている。いかにも面従腹背といった様子なのですね。そこでいよいよ客は怒って声が大きくなる。すると局員はおどおどし始めて、もはや自分自身を失いかけている。そうなりますと客としてはまるで自分が局員を苛(いじ)めているみたいな空気になってますます激昂(げきこう)する。ちょっと「いたたまれない」シーンでしたね。

局員の悔(くや)しさというか不条理感も分からないではありませんが、とにかく彼はもっと心を込めて謝るべきです。非があったのは事実なのですから。

謝るときにわざとらしい不自然な謝り方をするのは、遠回しの反抗と同じです。自分なりのキャラクターが確立していれば、それに沿った謝り方というのが自ずから導き出されるだろう。大きな声で「すみませんでした！」と言いつつ深く頭を下げるのが似つかわしいキャラクターもあるだろうし、むしろ済まなそうな表情を強調したほうが効果的なキャラもあるだろう。申し訳ないと心底思っているからこそかえって声が小さくなってしまうキャラだってある。自分なりの立場を説明するのが誠意と映るキャラもあれば、それが聞き苦しい言い訳にしか聞こえないキャラもある。その辺りの詰めが甘いうえに、内心では「うっせーなー」などと思っているから、相手の怒鳴り声の前でおどおどしてしまう羽目になる。そういった意味では自業自得ですね。

世の中を生き抜く智恵のひとつとして、自分のキャラクターを設定するのは重要ですし、それが卑怯で姑息な振る舞いであるとは考えないほうがよろしいでしょう。

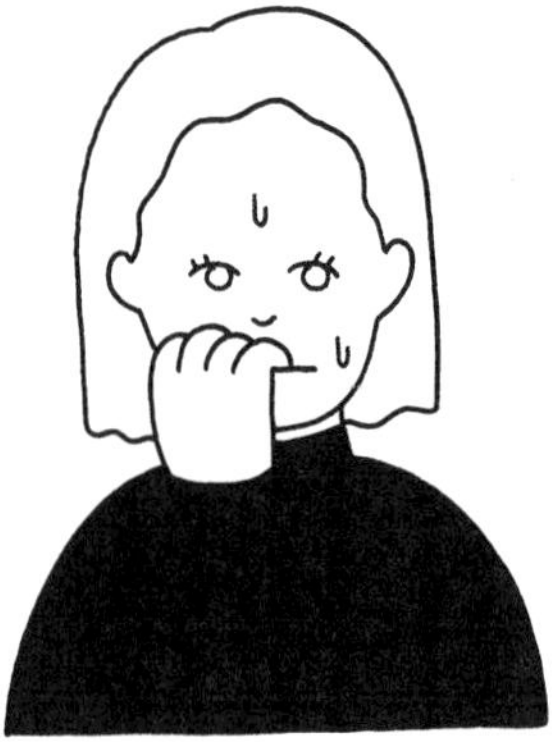

傷つきやすい

デリケートというか繊細というか、とにかく些細な（少なくとも周囲としては、些細で取るに足らないことと思っている）ことで傷つく人っていますよね。それは周囲が「がさつ」であったり無神経なゆえか、それとも当人が過敏だからなのか。つまり悪いのはどちらなのかといった話に流れがちですが、そうなると多数決原理が持ち出されるのが常で、傷つきやすい人は「勝手に傷ついたと悩んでいるだけ」といった結末になってしまいがちです。

現実に傷つきやすい人がいるのですから、その傷つきやすさは多様性といった観点から尊重すべきなのかもしれない。ある種のアレルギーに近いわけですから、「アレルギーになったお前の自業自得だ」なんて非難するのは酷じゃないですか。ただし傷つきやすい人なのかどうかは、他人には分からない。自分は蕎麦粉アレルギーなので、と予め宣言するのはむしろ必要なことですが、自分は他人の言動に傷つきやすいですから配慮をお願いします、なんて告げたら誰も近寄らなくなるかもしれない。

そもそも傷つきやすいとはどういうことなのでしょうか。ことに思春期においては、やたらと自意識過剰となり（自我を確立するためには必要なプロセスです）、その延長として過敏さ・傷つきやすさが出現する場合が少なくない。傷つきやすい人を揶揄する人物は、そうした自分の過去を思い返して「オレだって成長とともに克服したのに、お前はいまだに自意識過剰なのかよ」と苦々しさに近い感情を抱いているのかもしれません。発達障害系の人は、音や触覚などに過敏なことが多く、もしかするとそういった問題に近いのかもしれない。あるいは、生育過程におけるつらい体験や理不尽な環境が傷つきやすさをもたらしたのかもしれません。いずれにせよ、インスタントに「傷つきやすさを治す」方法はないと思われます。

現実的には「そんなことで傷つかなくても大丈夫」という経験を意識的に蓄積していくことが重要だと思いますが、そのためには事情を理解し、ときには「あの人はああいった態度をとったけれど、それはあなたへの悪意や当てつけじゃなくて、こういったことなんですよ」と丁寧に解説してくれる人が必要かもしれません。それは言い換えるならば、「普通とはどんなものであるのか」をちゃんと言葉で教えてくれる人であり、それを実行するためには傷つきやすい人の心情を理解できていなければなりません。

わたしは精神科医として、患者さんが傷つきやすさを主訴としてはいなくても、「普通とはどんなものであるのか」を説明する作業は結構行っています。「普通」がよく分からないゆえに困惑したり誤解したり生きるのが苦しくなる人は予想以上に多いものです。傷つきやすい人には芸術的な才能の持ち主が多い、といった意見を述べる人がいますけれど、それはおそらく「普通」をそのままスルーせずに新しい視点で眺め直せることが関係しているかもしれません。

挨拶の効用

傷つきやすさを簡単に直す方法はないとさきほど書きました。が、無意識のうちに、自ら余計に傷つきやすさを助長している振る舞いというものはあるようです。だから悪いんだと非難するためではなく、修正可能かもしれないわけですから、以下に実例を挙げて指摘してみましょう。

まずAさん。若い女性です。以前わたしが勤めていた病院の外来を受診してきました。不眠や不安といった訴えとともに、他人が苦手と問診票に書いていました。

患者さんが診察室に入ってきたら、挨拶をします。午前中の外来だったら「おはようございます」と言うかもしれないし、混んでいたら「お待たせしました」と発するかもしれない。こちらが声を掛け、患者さんが応答して診察が始まる。咄嗟(とっさ)に挨拶を返せない人もいるが、軽く会釈をしたり何らかのリアクションは示すものです。

だがAさんは無言のままです。緊張もあるのでしょうが、固い表情でこちらを見ている。

「どうぞお座りになってください」と告げると、いかにも面倒そうにどすんと腰を下ろす。「Ａ子さんですね」と名前を確認すると、眉を顰めつつわずかながら頷く。まあそういった調子で、彼女が口を開いたのは入室してからだいぶ時間が経過してからでした。それも一音節レベルです。こちらとしては「何かご不満でもありますか？」と尋ねたくなるような態度なのですね。

何度か面接を重ねて聴き出した内容によれば、Ａさんはまことに繊細で、他人（家族を含む）と言葉を交わすと結果的にほぼ必ず心を傷つけられる。だから何も言わないように心掛けている、と。会話で傷つくというのはあり得るだろうけれど、だからこそ無難なコミュニケーション手段として挨拶という当たり障りがないやりとりが存在しているのではないでしょうか、それも無視すると誤解されるような気がしますけどねえと指摘してみました。するとＡさんは、いきなり、「そんなわざとらしい生き方が我慢ならないのよ！」と怒り出し、憤然と立ち上がって部屋を出ていきました。以後、二度と診察室を訪れることはありませんでした。

頑なさと、「世間」や「普通」を見下した姿勢が自分を追い詰めている印象でした。おそらく、「今度は精神科医にまで傷つけられた」とＡさんは思っているでしょう。

察して欲しい……

Bさん（こちらも若い女性）も傷つきやすい性質に悩んでいましたが、少なくとも表面的にはどうにか社会に適応していました。でも穏やかそうな表情の裏側では、ちょっとしたことでくよくよ悩んだり傷ついたりしてばかりいました。断るのが下手な性格で、そのため理不尽な目に遭っている気持ちをなおさら募らせがちなようでした。近頃ではストレス解消を目的に塗り絵を始めたそうで（そのために一五二色の色鉛筆セットまで奮発したとのこと）、しかし一五二色では色の数が多すぎて、どの色鉛筆を選ぼうかと迷いばかりが出てかえってストレスになるとのことでした。

繊細なBさんには、明らかに言葉足らずの傾向が窺（うかが）えました。引っ込み思案ゆえなのでしょうが、自分の思いや希望をしっかり表現できない。彼女が書いた日記の一部を見せてもらったことがありますが、やたらと「……」が多いのですね。「道端に野良猫がいて、怪我をしたのか歩き方が変だった。それを見たら胸が苦しくなって……。」といった調子でフェードアウトになっている文章が目立つ。会話でも「……」の傾向が強く、結局のところ「私の気持ちを察して欲しい」という思いが顕著なのです。だがそれが相手には煮え切らない態度にしか映らない。結果としてBさんは大いに傷つくといったメカニズムになっている。

しかも察してもらえなかったり（そのほうがはるかに多い）、期待していたように配慮してもらえないと、彼女は「やっぱり！」と思ってしまう。やっぱり今回も心が傷つくパターンに追い込まれてしまった、と実感する。いやそれどころか、今では「やっぱり！」と失望しないとむしろ不自然な成り行きであるかのように感じてしまう。傷つくのを怖れるのと同時に、「やっぱり！」と思うのを待ち受けているかのような矛盾した精神状態が常態となっている。

こうなりますと、本人としては今の精神構造を変えたいのか変えたくないのか分からなくなってしまっている。それこそ一五二色の色鉛筆セットが望みなのか十二色セットが望みなのか自分でも判断できない。まずはそうした身動きの取れない自分の心のありようをきちんと理解するところからでないと、Bさんの悩みは解消しないと思われました。

期待に応えられない

医師としてのわたしがもっとも苦手に感じる患者さんとは、どのような人か。読者諸氏には見当がつきますでしょうか。

クレーマー的な人とか、やたらと「こだわり」に囚われている人とか、コミュニケーションが上手く成立しない人とか、いろいろ大変な患者さんはいます。でもそうした人たちは、こちらが経験を積むことによって、案外何とか向き合えるようになる。さほど重圧感を覚えずに淡々（たんたん）と診療行為を進めていけるようになります。

では、何よりもキツいのは、どんな受診者か。

当方が書いた本や記事を読んで、このドクターなら自分の苦しみをどうにかしてくれるに違いないと信じ、当方を指名して受診してくる人たち。これがもっともプレッシャーを与えてくる患者さんたちなのです。彼らはそれだけつらく苦しいわけですから、こちらとしても両手を広げて迎え入れ、自信たっぷりに応対すべきなのでしょう。が、彼らの期待の大きさにたじろがざるを得ない。期待通りにならなかったら、患者さんの落胆がどれだけ大きいか（そしてどれだけ恨（うら）まれるか）と想像しただけで息が苦しくなる。

本やインタビューで「オレなら治してみせる」的な偉そうな発言をしたことなどありませんし、むしろ医療の限界だとか困難さについて述べるほうが多いのに、もしかするとそれを謙遜に近いものと誤解しているのかもしれない。ときには本を書くだけでイコール偉くて有能の証と素朴に受け取ってしまう人までいる。いずれにせよ過大な期待はそれだけでもう治療のハードルを上げてしまいます。もちろんドクターによっては患者サイドの熱い期待を暗示の掛かりやすさというふうに読み換え、カリスマ性を発揮して改善に持ち込んだりもするようですが、そんな真似は当方には無理です。

過剰に期待されることは、もはや負け戦と分かっている戦いへ参入せざるを得ないような「逃げ場のない状況」としてわたしに迫ってくるのです。

とはいうものの、まったく期待されないのも寂しい。自尊心が萎えてしまいます。モチベーションが生じない。どうせオレは期待なんかされない人間ですからね、と拗ねた気分に陥ってしまいかねない。いやはや勝手なものです。

失敗の先取り

さて【期待に応えられない】というテーマで真っ先に思い浮かんだのは、マラソン・ランナーの円谷幸吉（一九四〇〜一九六八）です。彼は一九六四年の（一回目の）東京オリンピックで銅メダルを獲得しました。日本陸上界においては、実に二十八年ぶりのメダル獲得だったのです。円谷の登場は日本中を熱狂させました、次のメキシコ五輪では必ずや金メダルだろうという期待とともに。

　彼への期待は、日本の威信を賭けてといったものだけではありませんでした。陸上自衛官だった円谷には、優勝によって自衛隊のイメージを一挙にアップさせて欲しいといった防衛庁（当時の名称）の思惑も絡んでいました。彼は何が何でもメキシコで金メダルを勝ち取らなければ、家族や同僚や上官のみならず、すべての日本人を裏切りかねない立場に立たされてしまったのです。

　ところが円谷には腰痛といった深刻な持病があり、椎間板ヘルニアの手術を東京五輪後に行ったものの功を奏しませんでした。根性で乗り切れるような話ではありません。婚約していた相手とは、オリンピックに集中せよということで別れさせられた。にもかかわらず、自衛隊員としての仕事はしっかりと全うするよう要求されました。これではメキシコ五輪に勝てそうな見込みはない。でも今さらギブアップは許されない。円谷は日増しに追い詰められていきました。

　そしてメキシコオリンピック開催年である一九六八年一月九日、彼は自衛隊体育学校の宿舎で頸動脈を剃刀で切り、自害しました。享年二十七。

円谷は複数の遺書を残しています。両親に宛てた長文の遺書には、「父上様母上様、幸吉は、もうすっかり疲れ切ってしまって走れません」という悲痛な叫びが記されていました。また自衛隊体育学校関係者へ残した遺書には、「校長先生　済みません。／高長課長何もなし得ませんでした。／宮下教官　御厄介お掛け通しで済みません。／企画室長　お約束守れず相済みません。／メキシコオリンピックの御成功を祈り上げます。」となっていました。彼の苦悩が生々しく伝わってきます。

円谷選手は、怠けてなんかいません。ミスも犯していない。だが彼は失敗を先取りし、申し訳ないと悩んだ挙げ句に自殺を選ばねばなりませんでした。もし彼がものすごく図太い神経の持ち主であったり、他人の思惑などまったく意に介さない人物であったならば、「どうしてオレが死ななければならないの？」と居直れたことでしょう。でもそんな人間は、少なくとも昭和の日本には珍しかったのです。

何を恐れているのか

二〇一三年に、『嫌われる勇気』という本が大ベストセラーとなりました。アドラー心理学の解説書といったもので、本来はかなり地味な本だった筈です。それが多くの人の心を捉えたのは、やはりタイトルの秀逸さでしょう。嫌われて何が悪い？　そう言い切れるだけの勇気を誰もが欲していたわけです。そしておそらく「嫌われる」という苦い言葉の中には「期待に応えない」という意味合いも含まれていたのではないか。そう、「期待に応えない勇気」こそがわたしたちには必要だ。

なぜ期待に応えられない（応えない）ことをわたしたちは恐れるのでしょうか。失望されるという事象が、相手を不快にするのみならず、見捨てられる・見限られることと同義に思えてしまうからでしょう。期待外れの人間になるのは人生において孤立させられるのも同然、もはや誰も温かく接してはくれない、落胆させるのは裏切りに等しい罪である。そんなふうに思い詰めてしまうからでしょう。

わたしとしては、自分も含めて、日本人は期待に応えられないといった顚末にいささか過敏な気がします（外国については分かりません）。応えられなかったら、たちまち「申し訳ない」と謝らねばならない雰囲気になってしまう。自分こそが残念な気持ちなのに、何よりも他人を慮らねばならない。それは明らかにおかしい。気配りなんか不要でしょう。さもなければ、最初から「期待されない人間」に甘んじるべく振る舞うしかなくなってしまう。

精神科医の立場で申しますと、親の期待に応えられなかったという罪悪感ないしは無力感を延々と引きずっている人が実に多いのですね。べつに親が無理難題を要求していたわけではなくても、これをクリアできなければ親をがっかりさせてしまう、親に見捨てられてしまう、といった思い込みから抜け出せず、自ら自分自身を否定していく人が少なくない。

引きこもりの中には、右に述べたような思いから身動きの取れなくなった人が散見されます。いささか誇張した言い方をするなら、期待されない人間になるための儀式として、息をひそめて引きこもっているように映る人すらいます。ずいぶん逆説的な行動ですが、人は自分の心の辻褄（つじつま）合わせのためには、驚くほど突飛なことをするものです。

期待をされることは承認欲求と重なる部分もありましょう。承認されているからこそ期待され、その期待に応えてこそ「本当に」承認をされる。面倒な手続きであり、そんなことには頓着（とんちゃく）せずもっと飄々（ひょうひょう）と暮らしたほうが、人生は楽になるでしょうに。

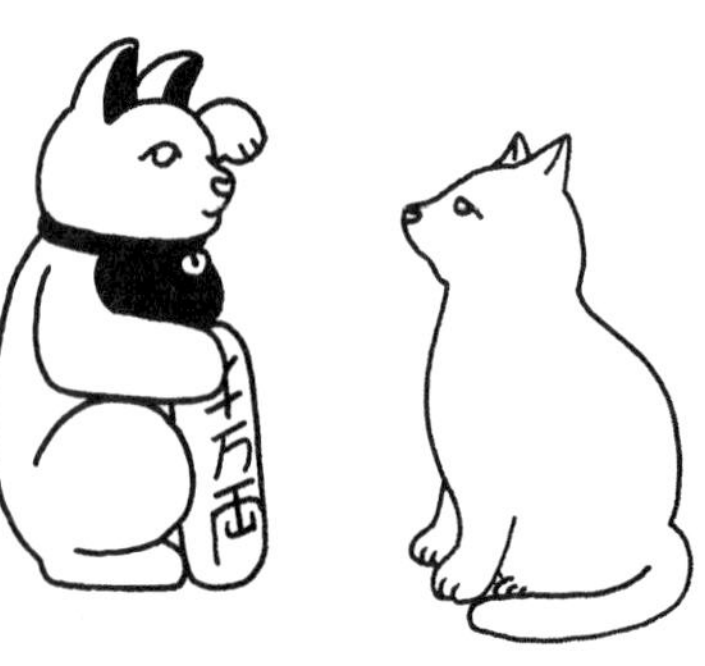

気を利かせられない

気が利く人は相手の気持ち、相手の行動に寄り添って想像力を巡らせ、その上であれこれと配慮してくれます。そこに誠意とでも呼ぶべき態度を読み取ってわたしたちは感心したり感謝することになる。あなたのために、みんなのために、とオーダーメイドの気遣いであるところが、心をくすぐってくるわけです。

お節介(せっかい)であるのと気が利くのとではどこが違うのでしょうか。お節介には勝手な思い込みの押し売りといった強引な態度が目立ちます。いっぽう気が利くといった場合においては、あくまでも相手が主体であるという控え目な気持ちが前提となる。だからお節介は不快だけれど気を利かせてもらうのは嬉しいといったことになる。

では、気が利かないというのはどのようなことか。もしも「お前は気が利かない奴だ」と言われたら、それは何を意味しているのでしょうか。いささか邪推(じゃすい)めいたものをも含めて、以下が想定されるのではないでしょうか。

①相手ないしはその状況への関心が希薄。

②心構えや姿勢に問題がある。
③悪意・反感・蔑みといった感情が反映している。

まず①です。これはそもそも気配りだの仕事だのを「やる気がない」と同義になる。おざなりな態度、手抜き指向を示唆する。それはまた、「相手を見くびっている」証左でもありますから立腹されても仕方がない。しかし実際には、そういった不誠実で投げやりな心性ばかりとは限りません。心に余裕がなかったら、気を利かせるどころではない。最低限の体裁をつくろうだけで精一杯かもしれません。でもそんなことは言い訳になりません。心に余裕を持てるように留意しておくのも嗜みのうち、とされるのが世の中というものでしょう。

①ではないかと勘ぐられたら、それだけでもうアウトです。①を疑われるくらいだったら、たとえ手際が悪かったり失敗しようと、とにかく一所懸命なところをアピールしたほうがまだマシです。

②はどうでしょうか。気を利かせるのには、先を読むというプロセスが必要でしょう。相手の身になってシミュレーションしてみる。そうすれば自ずとどんなふうに振る舞うべきかが分かってくる。もちろん相手の行動を予測しかねる場合だってありましょう。たと

えそうであっても、相手の役に立とうとスタンバイしているかどうかは、向こうに伝わるものです。そうした真剣さ、心のこもった姿勢を相手は求めている（ことにビジネスにおいては）。かならずしも百点満点でなくとも構わない。

③も重要です。世の中には被害的な考え方をしたり、妙な深読みをする人は結構多いものです。しかもそういった心性を悟られないようにしている可能性も少なくないまいとはせずに感情を剝き出しにするのが、クレーマーなのでしょうね）。一見したところは温厚で懐が深そうなのに、とんでもなく被害的で深読みばかりするなんて人物は、むしろ偉い人のほうにありがちな気がします。あいつはオレを嫌っている、小馬鹿にしている→その感情が無意識のうちに「気が利かない」という遠回しの反抗に反映されているのだ、と彼らは考える。

そんな誤解をされたら、思ってもみない形で仕返しをされる危険すらあります。

どうしても気が利かない人は

発達障害系の人（ことに自閉スペクトラム症〔ＡＳＤ〕）は空気を読めないところがあるので、気が利かない奴と見なされかねません。しかも彼らは妙に理屈っぽい。人の情よりも理屈を優先させてしまう。それが仇になります。

たとえば会社に来た客にコーヒーを出す場合に、紙コップで出しても構わない時がありますﾞ。気心が知れていたり、会社全体が能率化・簡便化を重視していることがちゃんと伝わる場合ですね。しかし紙コップで出すのは相手を軽視していると解釈されるケースだってあります。本当に大切な相手だったら、高級な陶器のカップでコーヒーを出すのが礼儀である、と。たんなる容器として考えれば紙コップで十分な筈が、現実の場面ではトラブルの火種にすらなりかねない。理屈優先は、必ずしも対人関係では通用しません。

あなたが「お前は気が利かない奴だ」と言われ、どのように気が利かないのかを説明されても納得がいかなかったとしましょう。そんなときには、家族や友人にどう思うか尋ねてみたほうがいいと思います。文句を言う側のほうがどうかしている、なんて場合もありますから。けれども、あなたには納得がいかず（いまひとつピンとこない）、だが誰に聞いてもあなたのほうに問題があると言われたとしましょう。そうしたケースが重なった場合には、医学的に発達障害に相当するのか否かはともかくとして、いささか発達障害的な傾向があると思ってもいいかもしれません。

ではそんな場合、どうすればよろしいでしょう。発達障害の場合、「気が利かない」傾向を是正するのは率直に申してかなり難しい。治療薬はありませんし、訓練で治ると期待しないほうがいいかもしれません。でも自分にそうした気の利かなさがあることをカミングアウトし、職場であれば「気が利く」「察しが良い」「気働きができる」等を求められない部署に置いてくれるように頼むことはできましょう。その代わり、もっと地道な働き方で成果を挙げます、と。精神科医もそのあたりについては診断書や意見書を作製して応援を図ってくれる筈です。

発達障害に準じているがためにどうしても気が利かない人は、そのあたりを考えてみたほうがいいかもしれません。場合によっては受診がベターかもしれない。

すぐに実践できること

なお、たとえ発達障害ないしは発達障害的であろうと、大切なのは挨拶をきちんとする。礼儀正しくする。これはものすごく重要です。なにしろ、さきほどの①〜③を疑われかねない。不真面目で不誠実で失礼な奴だと誤解されかねない。それを防ぐためには、せいぜい挨拶や礼儀正しい振る舞いを見せるしかない。つまらないことを言うなあ、と思うかもしれませんが、礼儀作法でイメージを良くするのはまことに簡単かつ効果的です。それを実践できない人を見るたびに、わたしはいつもその愚かさに呆(あき)れます。

それからもうひとつ。気が利く人って、九割以上はどこか溌剌(はつらつ)として清々(すがすが)しいんですよね。近くにいるとこちらも気分が爽(さわ)やかになる。それはつまり、その人の精神が肯定的なモードに入っているということではないでしょうか。たとえいろいろ不満や「わだかまり」はあろうと、とにかく今はきちんと気持ち良くやっていこう。現状をベストな形に持っていこうじゃないか。ここにいる誰もが心地良くなれれば最高。そうした肯定的で前向きな姿勢の一環として、気配りや「気が利く」言動が自然に生まれてくる。

否定的・消極的な精神モードでは、気の利かない奴に堕してしまいかねないことに留意してください。

現実逃避してしまう

耳が痛い言葉です、「現実逃避」って。わたし個人においては、人生の二割くらいの時間（睡眠中は除く）は現実逃避をしている気がする。そうでもしなければ、まともに生きていくこともできない。日々の暮らしに現実逃避を導入することで、どうにか正気を担保しているといったところでしょうか。

現実逃避を定義してみるなら、〈今、向き合わなければならないものと向き合おうとせず、自分にとって楽であったり心地良いものと戯（たわむ）れている状態〉ですかね。〈そんなことをしていても何の解決にもならない。それは自覚しているものの、やはり向き合えない〉という付帯事項も必要でしょうね。

冷静に考えれば、現実逃避はよろしくない。人によっては「卑怯である」と非難するかもしれない。「根性がない」と罵倒（ばとう）しかねない。でも人間はそう単純な生き物ではありません。機械じゃないんです、能率第一で生きているわけではない。

そもそも現実逃避には、罪悪感や疚しさ、自責感や無力感とともに、妙な心地よさが（ほんのわずかですが）伴っている。背徳の喜び的な。マゾヒスティックな要素があって、そこが現実逃避をしている「今」を甘美なものにする。矛盾していますよね、現実逃避はマズいと分かっているんですから。

　わたしの場合、ノルマに追い詰められてくると、ネットで買い物を始める。パソコンの周辺器機だとか文房具、衣類、ときにはＣＤやＤＶＤ。買うに足る品であるのか、賢い買い物となり得るのか、そこをさらにネットで調べたりするから無駄な時間が掛かる。本当に今買うべきだろうかと自問自答したりするけれど、そうした悩みを以て「現実逃避をしていても、わたしは決して能天気に過ごしているわけではなく、こうして苦渋に満ちた表情を浮かべている」とアリバイにする。あるいは、読まないまま部屋の隅に積んであった本を読み始める。密室殺人とか人間消失みたいなミステリがベストである。つまり、いかにも人工的で非現実的な物語が慰めになる。

　ネットショッピングや読書に没入する、我を忘れるところに醍醐味が生じるわけです。そして「没入」とか「我を忘れる」というのは、すなわち時間の感覚が消え失せている状況なのですね。ユートピア、桃源郷、天国といったものの特徴のひとつは、無時間性です。時間が流れない。だから老いも死も関係がなくなる。リアリティーも失せ、まさに時間に追われる苦しさとも無縁になっている。そのぶん進歩とか成熟などは望めなくなるものの、無時間性のもたらす「まったり感」は格別でしょう。

現実逃避には、時間感覚がなくなることで生ずる濃密なユートピア感がある。さらには、「かくれんぼう」遊びで身を隠したまま息を潜めているようなスリルもある。そんなものに幻惑されるので、現実逃避をしていてもどうにかなるような錯覚までが生じてしまうようです。実際には時間の経過とともに事態はどんどんまずくなっていくにもかかわらず。

時間が流れない

引きこもりを現実逃避であると断罪してしまうのはアバウトに過ぎる気がしますが、結果的にはやはり現実逃避に準ずる営みではありましょう。しばしば生じる誤解のひとつに、引きこもりは空間の問題であるといった発想があります。自分の部屋という「世間から隔絶した孤島」で暮らしているから駄目なのであって、だから無理にでも部屋から引きずり出せば問題は解決する。昔は個室なんて贅沢なものはなかったから引きこもりも存在しなかった、引きこもりはいわば贅沢(ぜいたく)病である、と。

だが当人を部屋の外に追い出しても、それは形式だけの「引きこもり解消」でしかありません。少なくとも彼らが我に返ったり、リアルな現実に立ち戻るわけではない。当人は余計に傷つき、いよいよ引きこもりを希求するようになるだけです。

彼らの室内では、時間が止まっています。時の流れが淀(よど)んでいる。そこに意味がある。

彼らはイジメに遭ったとか、空気に溶け込めなかったとか、恥をかいたとか、勉強で挫折したとか、失恋とか、そういった苦境に棒立ちしてしまった。ソツなく取り繕ったり、平然と受け流したり、器用に善後策を講じたりできなかった。いかん、このままではますます傷口が広がってしまう。そこで彼らは世間から一歩退いて自室に引きこもります。すると室内では時間がストップする。あるいは彼らは世間の時間の流れからドロップアウトできる。そうやってとりあえず時間を止め、心を整え、エネルギーを貯め、再出発に備える筈だった。でもそんなに上手くいく筈がありません。実際には、ドロップアウトしている期間が長引くほど、復帰は難しくなる。スムーズには復帰がしづらくなる。現実感覚も薄れていく。

こうして一時的に時間を止めるのが作戦であったにもかかわらず、結果的にはたんなる現実逃避になってしまう。他人からは「お気楽な現実逃避」と映ってしまうわけです。当人は引きこもっている現状など肯定していないのに、もはや身動きがとれない。すなわち引きこもりは「空間」の問題ではなく、「時間」の問題なのです。

引きこもりにおいては、（残念ながら）時間が解決してくれるといった話にはなりません。ではどうするか。

引きこもるには、それを支える家族の存在が必要です。家族は世間と当人との中間に立つ存在だ。家族は当人の味方（支えてくれるという点で）であると同時に、世間（当人は世間を敵視しているか恐れている）の一員でもあります。となれば、当人と家族との関係性を上手く調整すれば、世間へ出ていくための不安が軽減する。感情が整理され、ためらいが薄らぐ。

なべて当人は家族に対して罪悪感と被害者意識（それが言い掛かりに近いことも当人は承知しているのですが）を抱いたまま素直になれない状況にあります。そこで治療者が家族にアプローチして、家族の考え方、態度や振る舞いを微妙に変えさせることで関係性が改善してくるようです。ここではそれ以上は述べませんが、現実逃避と無時間性との関連は、引きこもりについても考慮する必要がありましょう。

自分を「仕事師」と見なす

ここで本来（？）の現実逃避に話を戻しますと、こちらは多くの場合、個人レベルで終始する。早い話が、自分自身で現実逃避を何とかしなければならない。

対応の第一は、ゴールの明確化ですね。どんなことを、いつまでに、どんなふうに完遂させなければならないのかをあらためて明確にする。現実逃避をしていますと、ゴールについて直視するのが恐くなってきます。事態がはっきりすると絶望や無力感に襲われてしまいそうで、つい目を逸らしたくなる。すると「ヤバイ」という気分だけが肥大してなおさらこちらを圧倒してきます。ここはひとつ勇気を出してゴールを明確化して紙に書き出し、どこかに貼(は)っておきましょう。これをクリアすると、意外に覚悟がついて腹が据(す)わります。第二は、机の周辺を片付けたり、筆記用具やノートを新しいものにする等で「やる気モード」に新鮮さを加える。ただしうっかりすると、片付けることや新たな文房具を準備すること自体がプチ現実逃避になってしまうので気をつけましょう。完璧さにこだわって挫折する人をときおり見掛けますが、これもまた実はパーフェクトという「幻」へ現実逃避しているケースが多いものです。そして第三として、作業に立ち向かう自分のキャラクターを新たに設定してみるのもいいかもしれません。作家の村松友視氏は、あまりにも締め切りの短い原稿依頼などに対してはあえて自分を「仕事師」と見なすことでやる気が出て来るといった意味のことを書いていました。「無理ゲー請負人」でも「ゴルゴ13」でも良いのです、冷徹にミッションをこなすプロという設定は案外と自分にパワーを与えてくれるものです。

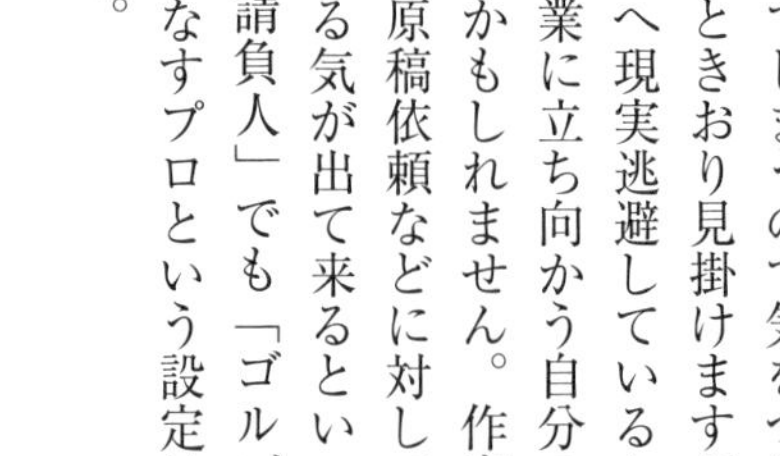

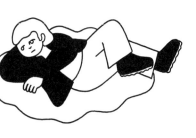

誤解されがち

近頃は誰もが性悪説を信奉しているのでしょうか。誤解によるトラブルが増えているように思えてなりません。会社のためにと思って頑張ったら、スタンドプレーをしやがってと同僚から嫌な顔をされたり、スーパーの店内でエコバッグの中身を確かめていたら万引きと決めつけられたり、親しみを込めたつもりの振る舞いを失礼であると睨まれたり、褒めたつもりが嫌味な奴と解釈されたり、異性に親切さを示したつもりが下心満々の「いかがわしげ」なアプローチと認識されてしまったり……。情けないやら腹立たしいやらで天を仰ぎたくなってしまいます。

どうして誤解は生じるのか。

ひとつには、あなたが目立つ人だからかもしれません。たとえばここにイケメンの男性がいるとしましょう。そのイケメンさゆえに、彼を無視することは誰にもできません。そして勝手な憶測というか先入観を持たずにはいられなくなる。「イケメンの奴は、それを鼻にかけて思い上がっているものさ。だからあいつは性格が悪いに違いない！」と決めつける場合もあれば、「イケメンはその容姿によって他人よりも恵まれている。それは心の余裕につながる筈だから、むしろ性格は良い場合が多い」と考える人もいる。可能性としてはどちらもあり得るけれど、おかしな先入観を抱かれて、結果的に誤解が生じる可能性は少なくないでしょう。おしなべて目立つ人ほど、何らかの先入観を持たれてしまうものです。

したがって、誤解（というよりは嫉妬の変形かもしれません）されるのは当然と覚悟して生きて行くしかない。もっとも、イケメンとは正反対の場合にも無責任な先入観を持たれる可能性が高くなるわけで（あんな人相なんだから、痴漢はあいつに違いない！　とか。失礼きわまりないですけどね）、でもそこで拗ねたり、おどおどした態度を取るとますます事態が悪化する危険はありましょう。言い忘れましたが、目立つというのはルックスのみならず、動作や振る舞い等々あらゆる言動において、ということです。

甘えは誤解のもと

もうひとつは、一種の甘えが裏目に出た場合ですね。大学へ講義に行っていたとき、ある学生がわたしに話し掛けてきたことがあります。おずおずとした態度とは裏腹に、どぎついことを言う。

「あのお、先生が書いた○○○って本を読んでみたんです。あれって、ものすごくつまらないですねえ」

一瞬、困惑して棒立ちになりました。わざわざ著者を呼び止めて「ものすごくつまらない」かよ。彼が怒った表情で、「あんなつまらん本を書きやがって。ふざけんな、金を返せ！」と文句を言うほうがまだ分かる。この人は、本当に「ものすごくつまらなかった」というメッセージをわたしに伝えたかったのだろうか。また、面と向かって否定的な評価を露骨に口にするのは常識的にはいかがなものか。本は商品でもあるのだから、消費者が何を言おうと勝手ではあるが。

結局のところ、この学生は本がつまらなかったと表明したいわけではありませんでした。当人としては異論があり、自分なりの感想をわたしに聴いて欲しかった。でも個人的な面識があるわけではないので、いわば関心を惹いてもらうために「ものすごくつまらない」というどぎつい言葉を用いてしまった。

ここで重要なのは、たとえつまらないと否定的な言葉を述べても、読んでくれたこと自体をわたしは喜ぶだろう、「ものすごくつまらない」という台詞には反語的な意味合いがあることなど当然察してくれるだろうといった甘えがその学生にはあっただろうということです。もしわたしが「失礼なことを言う奴だ」と立腹したら、彼はおそらく当方を「大人げのない人だなあ」と感じると同時に、自分が誤解されたと思うに違いありません。甘えに立脚した「心の機微」は、往々にして誤解のもとになるのです。

　別のケース。B君の場合です。職場に好みのタイプの女性がいた。B君は大いに彼女に関心を持ち、ぜひとも仲良くなりたいと思った。そこまではいい。では、彼はどのように彼女へ接近を図ったでしょうか。

　B君は彼女に向かって「君、ショートカットにしたほうが似合うよ」といきなり言ったのです。彼女は友人ですらないB君から、藪から棒にショートカットにしろ云々などと偉そうに言われて怒りを覚えました。余計なお世話だ、あなたに今のヘアスタイルを否定される謂われはない、と。

　当然ですよね。彼は、最初の一言で呆気なく玉砕してしまったわけです（B君としては、彼女が気を損じたことに対して誤解されたと感じたのでした）。これもまた、B君はこのような親切なアドバイス（のつもりの無神経な台詞）によって自分の好意を察してくれるだろうと甘えに似た目論見をしていたのが間違いだったわけです。まあこの手の自滅というかオウンゴールに似た失敗については、深く反省するしかない。自分の生き方そのものをも対象に含めてね。

誤解されたい

さらにもうひとつ。

にわかには信じ難いかもしれませんが、無意識のうちに誤解されることを願っているように見える人たちがいます。マゾヒストとか、そういった話ではなくて。

誤解されたい、なんて変ですよね。過大評価という形の誤解はあるかもしれませんが、普通、誤解は自分を悪く解釈されることですよね。誤ったマイナス評価を一方的に下され、実際とは異なった人間像を描かれてしまう。理不尽なことこの上ない。それこそ精神的な暴力と言っても間違いではない。

しかし、いささか偏った精神というのを前提にして話を進めますが、誤解されるという体験をプラスに感じる場合がある。ものすごく自己愛が強い人だと、誤解されることを通して、より自分を愛おしく感じることができるケースがあるようなのです。無視されるよりは、理不尽な誤解に直面したほうが「何よりも大切なわたし」にまつわるドラマが生まれるわけです。メロドラマのヒロインに似た立ち位置を得られるわけで、そこに価値を置く人がいてもおかしくはない。

もしかするとそれは自傷行為に近いかもしれない。自傷によって逆説的に生きることのリアリティーが迫ってくるように、誤解されることによって、かえって「本当の自分」の素晴らしさが際立ってくるという発想ですね。おまけにもしも誤解が解けるといった場面が訪れるとしたら、それこそドラマチックそのものではないですか。魅力を覚える人がいても不思議ではない。

あるいは相手がどのように自分を誤解するか――いわば誤解を招くように相手を誘導し（曖昧な態度とか、思わせぶりな振る舞いとかで）、そこで他人を操る万能感を覚えたり、誤解のされ方から間接的に自分の魅力を再確認しようとする。考えようによっては、ものすごく傲慢な態度なわけです。

誤解という事象には、誤解する側のみならず誤解される側の精神的な問題が垣間見られることが少なくありません。悪いのはどちらであるか、などとそう簡単にジャッジはできないようです。

こだわってしまう

こだわりのラーメン屋ってありますよね。その場合の「こだわり」とは、ラーメンづくりにおいて決して妥協しない、その道一筋、原料から行程に至るまで何もかも徹底的といった意味でしょう。ある種の理想的な姿勢ないしは決意を示している。不言実行でもよさそうな気もしますが、アピールとしては効果的なのでしょう。

けれども本来的には、「こだわり」はプラスのニュアンスとは正反対のありようです。依怙地（いこじ）で融通が利かず、精神的視野狭窄（しやきょうさく）状態にあり、助言には耳を傾けようとせず、ひたすら思い込みに囚われている。どこか窮屈で柔軟性を欠いている。

わたしたちは、しばしばおかしなこだわりを持っています。

家から外に出るときには必ず左足から踏み出すとか、テレビの音量はそれを示す数値が奇数でないと気持ちが落ち着かないとか（これはわたしです）、机の上に置いてある鉛筆やボールペンは常に尖端（せんたん）が同じ方向を向いて平行になっていないとイライラするとか、四桁の数字を目にすると四つの数字を合計してみないと気が済まないとか、まあそういった無意味な性癖（せいへき）ですね。

なぜそんなことに固執するのでしょうか。わたしの場合で申せば、たぶん慢性的な不安感と関連している。何か悪いことが起こるのではないか、とんでもない事態に巻き込まれるのではないかといった思いが常にあり、それは気配とか勘に近いものですから理屈で自分を「なだめすかす」ことができません。馬鹿馬鹿しいと思っても、油断したらアウトであるといった気持ちから逃れられない。

　でも、何でも良いからとにかく何かにこだわると、そこに注がれるエネルギーや集中力や緊張感が、不運・失敗・絶望といったネガティヴなものを跳ね除け、あるいは防いでくれそうな気がするのです。もはや「こだわり」は魔除けであり、御祓いであり、祈りに近い機能を発揮している。そもそも宗教的儀式は妙に手順が複雑で面倒なものです。これはおそらくそうした込み入った手続きを行うこと自体に、願いや思いを実現する力が宿ると信じられているからでしょう。簡便な手抜きの儀式では霊験灼かではないのと同じです。

　右に述べたような（たぶん）非科学的な発想は、精神医学の分野では魔術的思考と呼ばれます。たしかに科学的には立証できないが、心情的にはどこか納得のいく部分がある。そうしたものを馬鹿にしてはいけない。苦笑いしつつも許容してこそ、世間の人たちの営みや流行を理解し得るのだと思います。

もうひとつの意味

こだわりには、別な意味も隠されています。

わたしたちは何かにこだわっているとき、その「こだわっている対象」で頭がいっぱいになっている筈です。それ以外は、意識の外に押しやられている。それがときには救いとして作用するのです。

つらい状況に置かれ、頑張ってもすぐには抜け出せないような場合を考えてみましょう。そのつらい状況のことをあれこれ考えていたら、なおさらキツく感じられてしまう。惨めにすらなってきましょう。でも考えないようにしようと思うと、ますます気になってしまう。無視したり忘れ去るという精神の働きは、それを意図的に行うのはきわめて難しいのです。

こんなときに取るに足らないことや趣味や、そういったものにこだわれれば、自動的につらい状況を意識から追い出せる。一時的ではあるかもしれませんが、とにかくこだわったり夢中になったりできる対象があれば、それによって陽動作戦を発動させられるわけです。逃避の一種と捉えてもよろしいでしょう。もっとも、あまりにもつらかったりすると、こだわりだとか没頭などに心を向ける余裕すらなくなってしまう。が、それにしても「こだわる」ことには、精神の安定をもたらす効能も秘められている次第です。

強迫性障害について

精神医学においては、こだわりの病として「強迫性障害」というものをひとつのジャンルとして確立してきました。いくら手を洗ってもまだ不潔なように思えて、手を洗うのが止められないとか、火の消し忘れが気になって何度確認しても不安を拭い去れないとか、ジンクスや自己流の儀式に縛られて日常生活に差し支えてしまう（まさに自縄自縛の状態です）等々。

たとえば手洗いを止められない人は、じぶんなりに「けじめ」をつけるべく「百回手を摺り合わせたら、それでOKということにしよう」などと考えます。しかしついでに、余計な付帯事項をも考えてしまう（よせばいいのに、そんなことをつい考えてしまうあたりが彼らの性向であり弱点です）。「百回手を摺り合わせればそれでクリアしたと見なすことにするけれども、もしも途中で誰かに声を掛けられたり電話の呼び出し音などで気が逸れたら、もう一度最初からやり直しとする」なんて奇妙な但し書きを案出して、自分を縛ってしまう。どうやら、自らハードルを高くすることで「こだわり」に魔術的な価値を与えているかのようにすら見えてしまう。そして実際のところ、洗面台で延々と手洗いをしていれば誰かに声を掛けられたり、気が逸れてしまうような邪魔が入ってしまう。すると最初からやり直しとなり、それが繰り返されれば、もはや何のために何をしているのかすら判然としなくなってしまう。

個人的な印象では、強迫性障害を患う人は、一見したところは穏やかで人当たりの良い紳士・淑女です。しかし内面には案外と激しさや攻撃性を秘めている。その落差に驚かされる場合が少なくありません。こうした人たちは心に秘めたエネルギーを往々にして持て余してしまう。そのままエネルギーを放出したら、もはや紳士・淑女のイメージをぶち壊してしてしまいますし、人間関係にも支障が生じかねませんから。

そこで「こだわり」という無意味な行為によってエネルギーをあえて浪費し、穏やかで人当たりの良い印象を保つ。好印象によって、結果的に、人生における安心感を獲得できる。そういったメカニズムがあるようです。でもときにはそのような合目的的なメカニズムが度を越したり暴走して、本人を戸惑わせたり苦しめる。自業自得なんて断定してしまったら、あまりにも気の毒な事態です。

では治療はどうするのか。

抗うつ薬（ＳＳＲＩ）の一部には強迫性障害に効果があるとされるものがあります。商品名で申せば、パキシルとかデプロメール、ルボックスなどですね。ただし正直なところ、これらを服用したら憑き物が落ちたかのように「こだわり」が消えるといった具合に劇的な効き方をするケースは少ない。したがって薬物治療の文脈で申せば、そうした抗うつ薬

（念のため言い添えておきますが、強迫性障害がうつ病の症状のひとつというわけではありません）を処方すると同時に、ときに気分安定薬と呼ばれる薬を用いて怒りや攻撃性の抑制を図ることはあります。もちろん、それだけでは十分ではない。慢性的な不安であるとか不確実感、あるいは秘めたる激情に対してカウンセリングだとか認知行動療法などのアプローチも併用します。気長に治療しているうちに、「ある日、ふと気が付いたら、いつの間にかこだわりから解放されていた」といった顚末を迎えるようです。

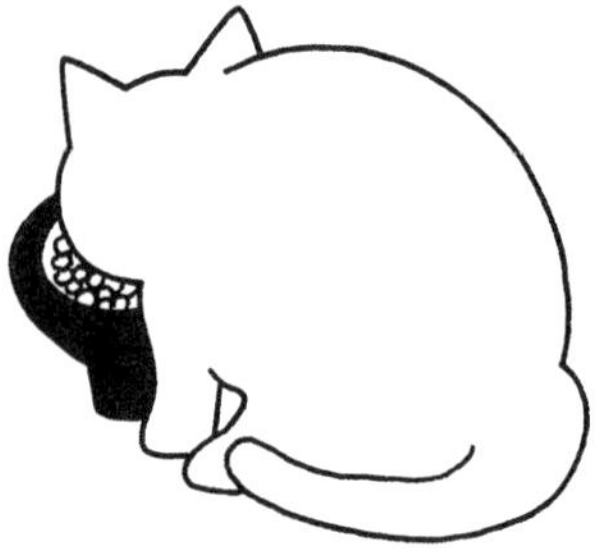

孤独に耐えきれない

孤独感に苦しむ人については、精神科医としての経験や個人的な体験を通して、主に三つのタイプがあるように思われます。すなわち、

①他人と気楽にコミュニケーションを成立させることができない。結果として、不本意にも孤立した存在となってしまうタイプ。

②表面的にはソツなく他者と交わっている。知人や仲間も結構いる。だが本心では断絶を感じており、常に深い孤独感を抱えて生きているタイプ。

③孤独という表現を用いているが、むしろ「よるべなさ」や空虚感、慢性的な不安や無力感に悩まされていると考えたほうが適切なタイプ。

以上の三つで、いずれにせよそれらが極まれば「もはや孤独には耐えきれない！」といった気持ちに追い込まれてしまうわけです。もちろん、独房に長期間収容されたり、ロビンソン・クルーソー的な状況に立たされたり、村八分（むらはちぶ）みたいな目に遭わされれば孤独感に

駆られるでしょうが、そこには明白な因果関係があるわけですから、あえてここで論じる対象にはなりません。

では、それぞれについて述べていきましょう。

無意識の予防線

まず①です。たとえば無愛想であたかも他人との関わりを拒んでいるように見える人が、必ずしも「人嫌い」とは限らない。それどころか仲良くしたい、仲間に加えてもらいたいと希求していることすらある。ならば、なぜ素直に振る舞えないのでしょうか。本心と裏腹の態度など、馬鹿げている。

理由はいくつか考えられます。過去に仲間外れにされたり嫌われたりして、それが心の傷となっている。いわば人付き合い恐怖症のようになってしまっている。他者に拒絶された理由が分かっていれば対策も立てられるかもしれませんが、なぜ自分が忌避されたかが不明だったとしたら（そして自分にも思い当たるフシがなかったら）、自分自身にまったく自信が持てなくなっても無理はないでしょう。そうなりますと、むしろこちらから他人を遠ざけるような態度を取っておいたほうが、トラウマが再現されずに済む。自分を守るために、最初から「オレは誰とも付き合わない」と無意識のうちに予防線を張るわけです。

　自分で思い描いているような理想的な形で他人と交われなかったら、それは恥である――そんなふうに考える人もいる。プライドが高いというか自己愛が強いというか、自分なりの美学を貫けそうにないと、自分から逃げを打って「恥」を未然に防ぐ。こうした心理は過敏型（過剰警戒型）自己愛と呼ばれます。みっともない姿を曝すくらいだったら、誰とも付き合わないほうがマシである、と。ちなみに過敏型自己愛の対極にあるのが誇大型自己愛で、こちらは自己愛を満足させるために目立ちたがり、人前に積極的に出たがります。自己愛が強くても、「だから注目を浴びたい」と考える人もいれば、「恥をかいたりしたら嫌だから、目立ちたくない」と正反対に考える人もいるわけで、後者は「引きこもり」の心理ともリンクしがちのようです。

　さらに、他人と関係を結ぶなんて呼吸をすることと同じくらいに容易で「当たり前」のスキルであると思う人がいるいっぽう、その「当たり前」ができないどころか途方もなく難しい課題になってしまっている人もいる。そもそも方法が分からない、と。仕方がないので無愛想に（あるいは超然と）振る舞っている。発達障害的な傾向を持つ人には、そうした悩みを持つケースが稀（まれ）ではありません。

　これら①に該当する人たちは、いまさら無理に愛想を良くしようとしても無理が生じそうです。不自然なことはしないほうがいい。まずは、せめてきちんと挨拶をする。最初は無言でいいから、慣れてきたら声を出して挨拶をする。たとえ無視をされてもふて腐れないで、挨拶をする。そういった姿勢は、当人がまっとうな人間であることを担保します。他人から受け入れてもらえる最低条件をクリアすることになります。その事実を忘れないようにしましょう。

厄介な響き

では②はどうでしょう。自分について、なるほど外面は良いのだけれど、それは社会を無難に生きて行くための仮の姿であるといった思いをいつも抱いている。本当の自分はもっと別な姿であり、それを知ったら誰もが驚くであろう。呆れるほどに自己中心的だったり、世間的にはアブノーマルとされることに執着していたり、途方もない野心を抱いていたり……。

自分が世間一般から多かれ少なかれ外れた存在であるということは、不便が伴う可能性が高い。世の中は大多数の「普通」を中心に据えて出来上がっているでしょうから、当然です。しかし偏った立ち位置にいるからこそ見えてくるもの、気が付くものもある。そうした利点を認識せずに、いたずらに孤独感に苛まれてしまうのは損だなあと言わざるを得ません。周囲に合わせて本心を偽るのはアンフェアであるとか、多数派に属せないのは負けである的な発想はやめたほうがいい。誰もが少しずつ誤魔化したり嘘をつきながら「世間一般」に合わせているのです。

結局、②の人は秘密を持つのが苦手なのでしょう。秘密を悪や不正、卑怯といったものと結びつけている。わたしとしましては、秘密があるからこそ自分自身には特別な価値が生じると考えるべき――そう申し上げたいところです。

最後に③です。心について考えるときにそれが難しい理由のひとつは、気持ちや感情を表現する言葉の選び方に迷ってしまうことです。ジャストな言葉が見つからないほうがむしろ多く、そうなると「当たらずとも遠からず」といった近似の言葉で代用せざるを得ない。そして「当たらずとも遠からず」を重ねていくうちに、どんどん本質から遠ざかってしまう。

よるべない気分だ、虚しさを覚える、常に不安だ、無力感に苛まれる、孤立無援な気分でいたたまれない――そんなふうにさまざまな言葉を用いて表現しようとも、いずれも「当たらずとも遠からず」である、そんな感覚にわたしたちはいつも多かれ少なかれつきまとわれています。何かに夢中になったり、楽しいことがあれば意識から追い出せるかもしれません。でも心の働きが沈滞したり、つらいことや悲しいことがあると、そのようなネガティヴな感覚が再び立ち上がってくる。人によってはそこに「うつ」を見出して「わたしは、うつである」と考えるかもしれません。別な人は「儚い」「無常である」「もののあわれ」などを想起し、また「わたしはどうしようもなく孤独だ」と表現する人もいるだろう。

当然のことながら、物理的な「ひとりぼっち」が孤独とイコールではない。精神的に他者との結びつきを信じていられれば、孤独はじっくりと内面と向き合える豊かな状況を意味しましょう。だが右に記したような寂寞とした感情と「孤独」という言葉とが結びついてしまうと、たちまち孤独感は実際以上に生々しいものとして迫ってくるようです。そんなときには、そもそも「孤独」という単語には、過剰に人を惑わせかねない厄介な（でも、ときにはロマンチックな）響きが含まれていることを思い出すとよろしいかもしれません。

嫉妬深い

嫉妬というのは、醜い感情です。たんに羨むだけではない。相手を憎む。一方的に相手の不幸を願う。しかも大概の場合、その「相手」に落ち度があったりアンフェアな振る舞いがあるわけではない。にもかかわらず、強烈な悪意を向けずにはいられない。まことに品性の卑しい精神活動と申せましょう。

羨んだり、指をくわえるといったレベルなら、当たり前の感情であり問題はない。当人だって、周囲が羨んでくれてこそ嬉しさを実感することになりましょう。場合によっては、羨んでみせるのはエチケットに属するかもしれません。

ところが「ねたむ」のレベルになると、いささか問題になってきます。相手に対するライバル意識のようなものや、悔しさや無念さが加わってくる。何だか心の風通しが悪くなってきた気配があります。

いっぽう、「ひがむ」「すねる」といった感情も困ったものです。素直に賞賛の言葉を発することができず、自分自身を妙な具合に卑下することで遠回しにケチをつけている。どうも陰湿なトーンが漂ってくるようで、感心しかねる。

では嫉妬についてはどうでしょう。この感情に薄気味悪いものを覚えざるを得ないのは、被害者意識が濃厚に含まれているからです。言い換えれば、「恨み」が生じている。場合によっては、呪(のろ)いさえもが発動されかねない。

たとえば美人コンテストがあったとして、優勝者のＡは喜びを隠しきれないでしょう。いっぽう二位に甘んじたＢは、Ａを激しく嫉妬するかもしれません。そのときＢはどのような思考をしているか。本当は、自分こそが優勝すべきだし、している筈であった。Ａなんかわたしに比べれば媚(こ)びを売るのが得意なだけのくだらない女だ。それなのに、上手く審査員を騙し、しかも厚化粧で貧相な目鼻立ちを補うことによって点数を稼いだ。まったく図々しいったらありゃしない。わたしが手にするべき優勝トロフィーを、Ａはいわばわたしから盗み取ったようなものだ。Ａみたいな低劣な人物が罷(まか)り通るなんておかしい、ましてやこのわたしに勝ったつもりでいるなんて、絶対に許せない。ああ、世の中には正義ってものが存在しないのだろうか？　——といった調子で、Ｂはすっかり被害者気取りです。Ａを憎むだけではない。そのときＢは、自分の過去において思い通りにならなかったり失敗した悔しさ（それらは、もちろんＡとは何の関係もありません）をすべて、（無意識のうちに）Ａへの嫉妬に上乗せしている。だからこそ、嫉妬は根深く執拗なものとなる。

二つの要因

以上を整理してみますと、嫉妬が厄介なのは二つの要因を含んでいるからであると分かります。すなわち、

①嫉妬する人は、自分では気付かぬまま被害者意識に駆られている。だからこそ嫉妬を恥じたりはせず、それどころか、被害者意識を介して「嫉妬する自分」を自己正当化してしまっている。

②人は嫉妬するときに、今現在の「悔しさや恨み」のみならずそこに「今とはまったく無関係な過去の悔しさや恨み」を自覚のないまま上乗せし、結果として不釣り合いなほど過大な悔しさや恨みを相手に抱きがちである。

これら二つです。

それでは①から検討していきましょう。

人間のメンタルにおいて、神の悪意とすら言えそうな宿痾（しゅくあ）のひとつは、「被害者意識」であると思われます。基本的に人は自分に非があるとか悪かったなどとは思いたがらない。自分は間違えていないどころか、不運にも関係者として巻き込まれてしまったぶん同情さ

れ労られるべきだと考えてしまう。まあそれは人間としての弱さの顕れでしょうけれど、ついそういった方向に思考は流れがちだ。

確かに被害者意識とは無縁の素敵な人はいますけれど、それは親の躾や理想的な環境、ときには宗教的な力の賜物でしょうね。あくまでも少数派ないしは例外です。他人が悪い、世の中が悪いと考えがちなのが通常です（内心ではそう思っても、ある程度の品性を備えていれば、それを大声で主張などしないでしょうが）。

精神疾患ではしばしば妄想が出現するわけですが、妄想の基本は被害者意識です。被害者意識は、ややもするとたちまち被害妄想にエスカレートしてしまう。自分は妨害を受けている、意地悪をされている、標的となっている、と。そのように考えて見れば、いろいろ自分の思い通りにならなかったことや失敗、運やタイミングが悪かったこと、おかしな偶然、体調不良、それらはすべて誰か（あるいは組織）の陰謀であるといった発想につながっていく。被害者意識は狂気への入り口となりかねないわけですね。嫉妬においてはそのようなものが関与してくるのですから、煩わしい事態になるのは当然です。

では②はどうか。ことにネガティヴな感情において、人はそれが過去の出来事であるか現在進行形であるのか、その区別がつかないことが多い。だからこそ過去の苦しい記憶がいきなりトラウマとして蘇り、それがまさに今現在起きているかのような気分になってパニックを呈したりする。あるいは不快な思いをすると、連想が働くかのように昔の不快な記憶が生々しく立ち上がって混ざり込んでしまい、もはや気持ちの収拾がつかなくなったりする。

　クレーマーは、大きな声で怒りを表明しつつますます怒りを募らせていきます。これは怒っている最中に過去の怒りが再び湧き上がり、それが現在の怒りに上乗せされるからです。だからクレーマーは、怒りを増幅させ延々と怒鳴り続けます。自分で自分の怒りへ燃料補給をしているようなものです。それに似たメカニズムで、嫉妬に駆られた人は真っ黒な感情を果てしなく膨張させていく傾向にある。鬱陶しいどころか、危険でさえあります。

穴に埋める

　もしあなたが嫉妬されたとしたら、話し合いなど無駄です。どのように振る舞っても相手は曲解し、憎しみを増大させるでしょう。いくらフレンドリーな笑顔を浮かべても、「勝ち誇ったような笑顔を浮かべて馬鹿にした」などと、とんでもない解釈をされるのがオチです。相手の前ではせいぜい神妙な表情でおとなしくして、時間が経つのを待つしかないでしょう。

　では、あなたが嫉妬する側であったらどうでしょう。困ったことに、自覚があってもなお嫉妬が生じてしまうことは稀ではない。既にわたしは、被害者意識を持つことによって嫉妬する側は自己正当化を図ると書きました。が、実はそんな自分を冷静に見詰め理解しつつもなお、どうしても自身をコントロールできない人も結構いる。それくらい人の心は手強く複雑です。

それでも、やはり自己分析をするのが肝心でしょう。現在の自分は「被害者意識」と「ネガティヴな感情の上乗せ」という二つのトラップによって、自らの品格を汚しかけているのだ、と。ここで嫉妬に淫(いん)してしまったら、相手に出し抜かれたのみならず人間性においてすら負けてしまうことになる。嫉妬とは、自暴自棄の一種に近い。嫉妬すればするほど、成功や栄誉からは遠ざかってしまう。

地面に穴を掘る場面を想像し、その穴に恨みの感情を埋めてしまいましょう。埋め戻した地面にやがて花が咲くとしたらどんな毒々しい花が咲くかを思い浮かべて、自分の気持ちを整えましょう。わたしは嫉妬深い質(たち)なので、そのようにしています。凄いよ、わたしの花は。

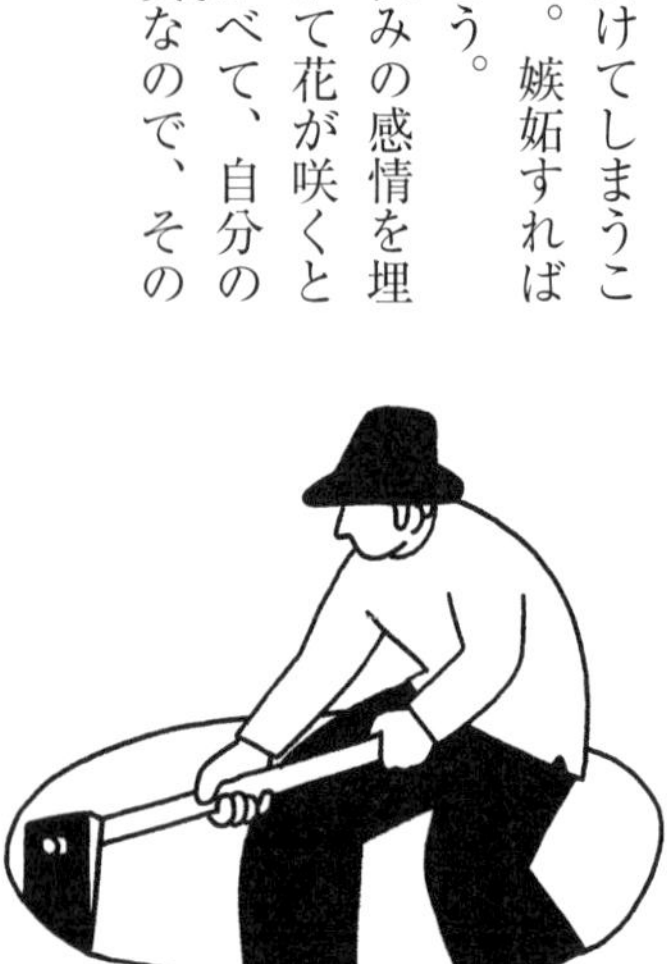

死ぬのが怖い

死ぬことなんてちっとも怖くないよ、生きているという状況は奇跡的なバランスの上に成り立っているのであり、いわば例外的で特殊な事態なのだから、「死」という安定した状態に戻るほうがよほど自然な営みに違いないのだよ。だから死ぬなんて、ことさら恐れる必然性などないのさ。――と、そんなことを言う人はおそらく死を抽象的なものとして捉えているだけでしょう。他人事と思っているだけでしょう。

でも、ふとした拍子に死はリアリティーを備えて目の前に立ちはだかります。もしも死神が存在したとしたら、そいつの得意技は「不意打ち」に違いありません。家族や親しい人が急に亡くなったり、目の前で悲惨な事故が起きたときなどに、わたしたちは自分が死と隣り合わせで生きていることを思い出します。あるいは有名人の訃報とか、電車の窓からぼんやりと外を眺めていたらいきなり墓地が視野に出現したとか、身体の痛みや違和感が死に直結する病の徴候ではないかと思い当たった時とかにも、死は嬉々として自己主張を始めるでしょう。

しかも考えてみれば、死はこの上もなくリアルな姿で日常に伏在していると同時に、実はリアリティーを超越している要素があるからこそわたしたちを「ぞっと」させるのであることに気が付きましょう。

死を恐ろしいものと思わせる要素は、おそらく以下の三つではないでしょうか。

①死は永遠である。しかも死後がどのようなものかは、死ななければ分からない。
②死んだら、もはや生きていた状態には引き返せない。絶対に。
③死は究極の孤独を意味する、天国や地獄や転生輪廻（てんしょうりんね）が本当に存在しない限りは。

〈永遠〉だの〈絶対〉、〈究極〉などという強烈かつ現実離れした言葉が次々に出てくるにもかかわらず、死は誰にでも必ず訪れる。もしかすると一秒後にも。

と、そんな具合に抽象とリアルとがキマイラの怪物さながらに混ざっているので、わたしたちは困惑せざるを得ません。死に対するスタンスの取り方すら覚束ないということなのですから。

永遠・絶対・究極

まずは〈永遠〉。この世の中に、永遠なんてものがあるのでしょうか。夜空に輝く星すらが、寿命に支配されている。宇宙にも終わりがあるという。だがわたしたちは死者を前にしたとき、その骸を介してまぎれもなく永遠を実感しています。だからこそ、死者に対して畏れと敬いの気分が生じるのでしょう。丁寧に弔わずにはいられなくなるのでしょう。死んだ途端に死後の世界はスタートし、それはたとえ地球が消滅しようとも永久に持続する。しかも、その世界は苦痛に満ちているのかもしれない。考えてみれば、何とも薄気味の悪い話です。

当然のことながら、死んだらそれで現世から退場せざるを得ない。この世には、〈絶対〉に戻れない。その不可逆性は、途轍もない未練と無力感とを立ち上がらせる。さあ、死んだからには死後という未知の世界にチャレンジだ！　などと張り切る人はまずいないでしょう。怖じ気づき、不安に戦かずにはいられまい。

たとえ一家心中をしたとしても、死後、家族が肩を寄せ合っていられるものなのか。霊魂が天国ないしは地獄へ辿り着くと信じない限りは、あるいは生まれ変わりを信じない限りは、誰もが無に帰してしまうのでしょう。そして無とは、意味や関係性を持たないという点において〈究極〉の孤独ではありますまいか。

こんなふうにネガティヴな文脈で〈永遠〉〈絶対〉〈究極〉について述べていくと、わたし自身が重苦しい感情に囚われてしまいます。げんなりして吐き気が生じてくる。今夜は魘（うな）されるかもしれない、などと心配になる。

　こうした場合には、「死がどうしたなんて、縁起でもないなあ」と苦笑いを浮かべながら塩でも撒いて、普段のせわしない生活に戻るのが一番です。もともと誰もが死への恐怖は頭の隅で感じていて、けれども日々の生活に押し流されて感覚が麻痺（まひ）しているだけです。日常がノルマや約束や急用で満たされているのはまことに面倒で「うんざり」してしまいますが、でもそのおかげで、余計な不安や恐怖を振り払えているのもまた事実なのです。

　というわけで、死の恐怖に取り憑かれてしまった人は、おそらく日常の生活リズム（惰性半分、臨機応変が半分の日々）から外れてしまっているのだと思われます。ゆえに対処法は、もう一度日常の生活リズムへ戻ればよろしいという理屈になりますが、当人はもはや心の余裕を失ってしまい、日常なんかには引き返せない状態なのでしょう。引き返せるものならとっくに引き返しているよ！　と。

ある解決

　新聞の人生相談や人生指南書、ネット上で僧侶が応える悩み相談といったものには、必ず「死ぬのが怖くて仕方がありません、どうしたらいいでしょうか」といった質問が寄せられています。そして回答の大部分は、「そんなこと、考えても仕方がありません。まずは足下の現実を見つめ、日々の暮らしの中にささやかだけれど美しいものを見つけたり、感謝の気持ちを大切にしましょう」といった類（たぐい）のものです。まあそれはそうなのですが、そこで目からウロコが落ちたように感じる人はいないのではあるまいか。もっとも、わたしだって気の利いた回答は思いつきません。かなりの難問ということになりましょう。

　そこで当方の体験をお話しすることにします。黒々とした死の恐怖に、まさに食事も喉を通らないほど悩まされたことが二度あります。一度は五歳のときで、死の恐怖もさることながら「永遠」の概念の無情さに顔面蒼白（そうはく）になったのでした。「え？　え？」と狼狽（ろうばい）しましたね。もう一度は医学生のときです。解剖学実習では本物の遺体を数ヶ月かけて「解剖」していくわけですが、そのときには死がどうしたなんてことはまったく思わなかった。作業をこなす、といった感覚でしかありませんでした。

　ところが内科の教科書を読んでいて、ある疾患の五年生存率（患者の何割が五年後には生きているかという統計）に関する記述に出くわすと、突如として死が生々しく「どぎつい」ものとしてわたしに襲いかかってきた。生物としての死のみならず、さきほど挙げた〈永遠〉〈絶対〉〈究極〉が孕（はら）む途方もなさがわたしを打ちのめしたのでした。そのため勉強も手がつかなくなり、おろおろとするばかりになってしまった。

　どうにか大学には行くけれど、集中力なんて望むべくもありません。このままではまずい。哲学や文学によって死の恐怖を乗り越えるなんて上手く行かないだろうと見当はついていました。心の病に相当するかどうかは良く分からないが、いまひとつ精神科を受診する気にはなれない。でもこのままでは学業どころではなくなってしまう。

　こんなことで悩むなんて恥であると思っていたので、友人にも打ち明けませんでした。三ヶ月近く悶々（もんもん）としていたでしょうか。さすがに勉強や実習に深刻な遅れが出てきた。その時点でわたしは恐怖に右往左往すると同時に、もはやこの不条理な状況に腹が立っていました。自己嫌悪と怒りが湧き上がってきました。そこで腹を括（くく）り、区切りをつけることにしました。「オレは十分に苦しんだ、もう関係ない！」と、自室で（天井に向かって声を出して）宣言し、強引に死の恐ろしさを無視することにしました。それが効果てきめんだったのですが、この話って、参考になります？

自分を好きになれない

自分が大好き！　という人って、どのくらいの比率で存在するのでしょうね。あまり多くはなさそうな気がします（少なくとも本書の読者においては）。個人的には、〈自分大好き人間〉なんてお目出度（めでた）いというか薄っぺらいというか、いまひとつ好きになれません。「わたしは完璧である」「欠点はあっても、それが愛嬌（あいきょう）となるのがわたしです」「もしも誰かがこのわたしを否定しようなんてしたら、その人は絶対に可哀想（かわいそう）な人生を送っているに違いありません」といった調子の妙に自信に満ちた台詞が聞こえてきそうで、辟易（へきえき）としてしまうのです。

まあ〈自分大好き人間〉はともかくとして、その逆に、自分を好きになれないと悩む人はいくつかのタイプに分けられそうです。

悩みのタイプ

まず一番目は、自分にはどうにもならない欠点があり、それがために自分を肯定できない→自分を好きになれない、といったタイプ。欠点と申しますのは、たとえば自分の顔立ちが（主観的には）不細工であるとか、つい余計なことを言って相手を怒らせたり嫌われてしまう性格がどうしても直らないとか、飽きっぽくて何をしても途中で投げ出してしまう駄目人間であるとか、運動神経が鈍くそれが日常の動作にまで及んでみっともないとか、まあそういった類のものです。誰だって多少の欠点はあるだろうし、それを補う素敵な要素もありそうですが、当人としては欠点が克服できないという点においてすっかり自己嫌悪に陥っている。

　こういった〈瑕瑾で自分を全否定〉タイプの人は、他人からはそんな屈託をなかなか理解してもらえない。なぜなら当人が思うほど欠点が致命的なことなどまずないからです。しかし当人は理解してもらえぬ孤独感と自己否定とによって、予想以上にキツい人生を送らざるを得ない場合があります。

　二番目のタイプは、絶海の孤島に独りぼっちで暮らしていたら、もしかすると自分を好きになれていたかもしれない人です。だが直接間接を問わずさまざまな人たちと交流をする（せざるを得ない）現代社会においては、他者から認められたり褒められたり感心されたり注目されなければ自信が持てない。なまじ他人がいるがために、それを過剰に意識し、承認欲求を満たされなければ不全感を覚えてしまう。他人の反応次第でスイッチを切り替えるように自分が好きになったり嫌いになったりしてしまう。〈相手の無視や不評で自分を全否定〉するタイプですね。

まるで他人事みたいな調子で述べておりますが、本を書く仕事をしておりますと、出版された本に対して否定的な意見がSNSに載ったり、書評から無視されたり売れ行きが悪かったりすると、完璧に自己嫌悪モードに入ってしまいますね。ですからなるべくアマゾンのレビューやツイッターなんかは見ないようにしているのですが、もしも褒めてあったら嬉しいなどと卑しい発想をして、つい覗いてしまう。そして結果的に心が傷つく。自分が嫌になる。この繰り返しです。

三番目は、ちょっとへヴィーです。最初から、自分自身を完璧に否定している。自分を好きになれないどころか、自分なんか世の中からフェードアウトしたほうがいい、本当は自殺したいところだけれども家族に迷惑を掛けるのも嫌だし、踏ん切りがつかないだけ。いっそ天変地異にでも巻き込まれてあっさりと昇天してしまえれば清々するのに、などと本気で思っているタイプです。しかも何かのきっかけでそうなったというよりは、小さい頃からごく当たり前にそんな思いを胸に抱いてきた。

こういった〈生まれつき自分を全否定〉といった人がたまにいます。意外なのは、機会さえあれば死にたがっているようなところがあるのなら、努力とか人付き合いとか就労とかは拒否しそうなものなのに、案外そういったことはきちんとやっている。それどころか、相応に友人がいたり勉学や仕事で成果を上げていたりする。結婚をしていたりもする。ある種のニヒリストなのでしょうが、趣味を持っていたりもするし、身だしなみだってきちんとしている。投げやりな人生を送っているわけではない。表面的には、結構巧みに社会に適応しているのですね。

わたしの知る限り、このような人たちを精神医学は上手くカテゴライズしていないようです（病的であるかどうかといった話ではなく、精神のありようを分類し理解するという点において重要なのではないだろうか）。でも彼らのような人たちは一定数が常に世の中に存在している。矛盾に満ちているぶん、かえって人間らしさに満ちているような気すらしてくる。

そして四番目のタイプは、自分を好きになれないというよりは、自分自身と上手く折り合えない人たちです。自己愛そのものは肥大しているいっぽう、常に空虚感に支配されている。つまり自分という存在への実感が不確実かつ不安定であるにもかかわらず自己愛が強いという奇妙な状態なわけで、それがために迷いや苛立ち、さらには自暴自棄や対人関係のトラブルなどが顕現しやすい。思春期にありがちな極端かつ衝動的な生き方に近いし、三番目の〈生まれつき自分を全否定〉のタイプにはどこか超然としたところがあるのに比べ、むしろ俗っぽさや「あざとさ」が目立つ。〈やけっぱちの挙げ句に自分を全否定〉タイプとでも申しましょうか。

彼らはときに自画自賛をしたりするものの、しばらくすると激しい自己嫌悪に陥ったりと世界観が目まぐるしく変化します。自画自賛しているときの姿を観察しますと、どこか無理をしている印象がある。やはりデフォルトは自己嫌悪のほうでしょう。

このタイプは、境界性パーソナリティー障害において典型例が観察されます。自己破壊的な行為に走りがちで、それは自殺未遂や危険な振る舞い、あえて世間を敵に回すような言動を示す等、まるで「好きになれない自分」を窮地に追い込もうとしているようにすら映ることがあります。

単純な発想を捨てる

以上、自分を好きになれない四つのタイプを挙げてみましたが、多いのは〈瑕瑾で自分を全否定〉と〈相手の無視や不評で自分を全否定〉でしょう。これらに該当する人たちはどうすべきなのか。

まず、自分が大好きであるとか自己を全肯定できるのが人間としてベストな状況なのかといえば、必ずしもそうとは言えないところが重要でしょう。ときには自分に絶望したり、無力感を味わったり、もどかしさを覚えたりしなければ向上心は生まれてこない。謙虚さが出てこない。他人に共感もできない。ただし自分を見限ってしまっては生きている意味がなくなってしまいましょう。否定と肯定、両者のあいだで揺れ動きつつバランスを取っていくのが最善のようです。

そのためには二者択一、二項対立といった単純な発想を捨てるべきでしょう。その単純さを潔さやピュアであることと混同しないようにしたいものです。それを前提にして、自分の心の成り立ちを理解する（理解するヒントを提供するために、四つのタイプに分類して解説したわけです）。それはすなわち自身の内面を俯瞰することにつながります。ビルの窓から地上を歩く人たちを見下ろすように自分の心を眺められれば、自分を好きだの嫌いだのといった言い方のつまらなさに、（おそらく）気付くことになりましょう。

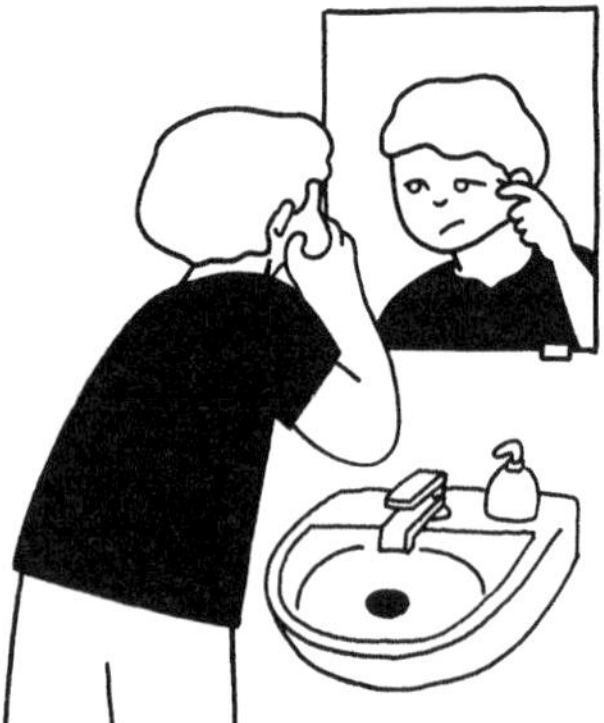

集中できない

集中することと、無我夢中になることとでは、どのように意味が違うのでしょうか。どちらも目の前の行為に没入する点では変わらない。もはや周囲の出来事なんか意識の外に閉め出されてしまう点でも同じです。ただし「無我夢中」には喜びや快感が伴う。いっぽう「集中する」はもっとニュートラルな印象がある。作業や振る舞いに専念し、真剣に取り組むといったところでしょうか。集中すべき仕事において無我夢中になってしまうと、もしかするとバランスを崩しかねない。仕事の質に濃淡が生じてしまいそうだ。「無我夢中」には、結果を問わないといった無責任なトーンがあるのかもしれません。

集中できるためには、無我夢中とまでにはならなくとも、相応の手応えや充実感が必要となりそうです。それらを得るためにはどんな条件が必要か。思いつくものを挙げてみましょう。

①期待されているという実感。
②集中して頑張るだけの価値があるという実感。

③やり遂げられそうだという実感。
④適度のストレスや困難状況。

最初に挙げた「期待されているという実感」とは何か。誰に割り振ってもいい仕事だけど、たまたま君がいたから君にやってもらおう——そんな仕事には、今ひとつ気合いが入りませんよね。どちらかといえば、君以外では駄目だから頼むんだ、といったシチュエーションでないと腕まくりをする気になれない。承認欲求が満たされることとペアになると、やる気や集中力は増大します。

では「集中して頑張るだけの価値があるという実感」とはどのようなことでしょう。たとえば流れ作業で、ベルトコンベア上の小さなケーキに苺をひとつずつ乗せるという仕事をするとしましょう。次々に苺を乗せるだけといえばまさにその通りですが、実は乗せる位置がちょっとずれると商品にならない。微妙に苺が傾いていたりしても、ショーケースに並べてみると「みっともない」ということになりかねない。つまり苺をケーキに乗せる作業はあたかも単純作業だが、本当は結構奥が深い。少なくとも集中力が必要だし、おそらくケーキに対する「愛」も必要に違いない。

というわけで、流れ作業のつまらない仕事と思うか、それとも意外にやり甲斐のある大切な仕事と認識するかで集中の度合いが異なってくる。どこに価値や意味を見出すかが、集中力発揮の前提となるわけです。

三番目の「やり遂げられそうだという実感」はどうでしょう。明らかに無理だと分かっていれば、そんな負け戦に集中するのは困難です。力が抜けてしまい、気もそぞろになってしまう。それなりの勝算、期限内に求められる質を実現できそうな感触があってこそ、気合いを入れて集中が可能になるのではないでしょうか。結局、自分なりの自信を裏付けとして、初めてミッションに集中ができるという次第です。

最後の「適度のストレスや困難状況」について。ゲームやパズルだって、あんまり簡単だったら面白くない。飽きてしまうし集中以前の話でしょう。それなりの難しさ（歯応え）、差し迫った期限、内容に込められた重大さなどがあったほうが、アドレナリンが分泌（ぶんぴつ）される。やる気というか闘争心が湧き、集中力も圧倒的に高まる。理想的な環境や状況よりは、ある程度の困難さを伴ったほうが（ストレス状況）わたしたちは目の前の作業に集中できる。

といった次第で、半端に作業が簡単だったり自尊心を満足できそうになかったり、逆に無理難題で途方に暮れてしまうようなときには、集中が難しくなってしまいます。しかしそうした条件の多くは、わたしたちには変えようがない。せめて気の持ちようということで、いかに自分自身を説得できるかを考えるしかない。顔見知りの物書きの少なからずが、締め切りぎりぎりまで仕事を開始しないのは、どうやらそのこと自体が右に挙げた四つの条件を確認するための儀式ではないかという気がします。

薬は、ない

ところでやる気の出る薬、集中力が高まる薬はないのかと尋ねられたことがあります。その答は、残念ですが「否」ですね。精神科領域の薬は、一般的に気持を落ち着かせたり安定させることを目指します。ベクトルとしては、気分を昂ぶらせるのと正反対ですね。抗うつ薬の一部は気分を底上げする作用を持ちますが、下手な使い方をすると気分が前向きにはならず、むしろイライラや焦り、怒りっぽさや衝動性などが前景化してしまう。一時期はＡＤＨＤ患者に用いられたことのあるリタリンが、「やる気スイッチ」を押す作用があるなどと取り沙汰されましたが、あれは覚醒剤に近い。なるほど覚醒剤は異常に集中力が高まったりしますが、そのぶん、あとでツケがくる。深刻な後遺症が生じてその治療はきわめて困難なことが多い。薬剤に期待するのは諦めたほうがいいです。せいぜい、濃いコーヒーといったところでしょうね。

ここまで読んで「結局、集中力を高める方法はないのかよ」と不満に思う読者の顔が思い浮かびます。わたしとしては、魔法の方法なんかありませんと言うしかないのですけれど、さすがにそれでは不親切だ。そこで、いくつかヒントを示します。

いくつかのヒント

集中力はモチベーションと深く関わりますが、大切なことのひとつとして、被害者意識を抱いたらアウト、というのがあります。そもそも集中できないのは、その作業というか仕事を行うこと自体気が進まないから、といった場合が少なくない。上司から押しつけられたろくでもないノルマとか、内心くだらないと思っているミッションとか、そういうものがまことに多い。そうなりますと、そんなことを強制させられる――それどころか、集中力を発揮しなければ取り組めないような面倒なミッションであったりしますと、自分が被害者であるような気分になりやすい。

たしかに被害者に近いケースは珍しくありませんよね。でもそこで「オレは被害者なんだ」と思ってしまうと、腹が立つばかりでモチベーションをますます低下させてしまう。結局自分が損をするだけになってしまう。被害者意識は妙な形で自己正当化に与(くみ)しますから、なおさらムカつくばかりになってしまう。

こうした場合には、クールな態度で「わたしは仕事師（仕事人）である」と割り切って淡々と作業をこなすのが正解だと思います。感情なんか交えずに、どんな内容であろうととにかくベストの成果を出してみせる寡黙なプロフェッショナルといった感じですね。ゴルゴ13的かもしれない。あえて自分をそういったキャラクターに重ねてみるのは効果的であります。

それから、作業に取り掛かる前に助走をつけると集中モードに入りやすい。例としてわたしが原稿を書く場合、とにかく最初の数行は書いておく。したがって、本格的に作業に入るときはその数行に続けて書いていく形になる。真っ白な画面から始めるよりは、数行が既に書かれていると勢いがつけやすくなります。結局はその数行を削除してしまう場合もありますが、それでもその時点でわたしは集中モードに突入していますす。もちろんこの原稿も、そんなふうに助走をつけて書きました。

素直になれない

素直になれない自分に自己嫌悪を覚えてしまうことは、決して珍しくないでしょう。本心とは正反対の言動を、そんなつもりもないのになぜかしてしまう（好きな相手に対して、わざと意地悪をしたり、そっけない態度をとってしまう等）とか、自分が悪いことは分かっているのにちゃんと謝罪ができないとか、シリアスな場面なのについ余計なことを言ったり茶化してしまう等々ですね。結果として事態がまずいことになり、それでも〈素直になれないモード〉から離脱できず、ますます火に油を注いでしまうことも多い。

このような矛盾したというか不合理きわまりない精神の働きって、いったいどうなっているんでしょうか。

キーワードのひとつは、〈甘え〉だと思います。

現実問題として、わたしたちは往々にして「素直であること」に苦手意識を持ってしまう。素直なのが、どこかカッコ悪いような、恥ずかしいような気がしてしまう。馬鹿正直であるかのように、愚かであるかのように感じてしまう。だから反動としてシニカルで辛辣（しんらつ）なことを言ったり（言ってしまったり、のほうが正確でしょうね。以下も同様です）、あえて他人の眉を顰めさせるような暴論を口にしたり、ツッコミを入れたり、真面目で真剣な態度を揶揄したりする。しかしそれは必ずしも本心を表現しているのではない。本当のオレはそんな悪意に満ちた人間じゃないんだ！

と、そのように屈折した心理を「察して欲しい」と望む。素直になれない人は、ほぼ全員が「察して欲しい」と望みます。でもそれって、ずいぶん自分勝手ですよね。まさにそれが〈甘え〉ということになる。

だが、だから〈甘え〉は悪いといった結論に飛びつくのは間違っている。なぜなら、自分の気持ちを察してもらえたと感じたとき、わたしたちは腹の底から嬉しさを感じるからです。心が通じ合ったと思うことができる。自分は孤立無援ではないと認識できる。言葉の限界、コミュニケーションの限界を超えて自分を理解してもらえたと実感できるなんて、素晴らしいじゃないですか。そのような体験を求める心情が〈甘え〉にあるからといって、それを否定するなんて不自然だ。

まさに〈甘え〉は、人間という寂しく無力な存在そのものを象徴しているような気すらしてきます。心の機微とか、デリケートな心情に密接に関わりますからね。

とはいうものの、度が過ぎるとまずいことになってくる。「察してくれよな！」と自分を都合良く正当化しつつ身勝手な態度を取ったり、非常識な振る舞いに及んだりする。イジメなんて行動にも、多分にそうした要素があるように思えます。引きこもりの人たちにも、往々にしてそうした要素が深く関わっている。

「察して欲しい」の肥大化

イジメについてもう少し触れておきますと、加害者側はまさに素直になれない人たちだと思います。彼らなりに、普段から屈託したものをいろいろ抱えているのは事実でしょう。いっぽう被害者側は、少なくとも加害者側から見れば「察する」のが下手だったり、察することで「なあなあの関係」を成立させ難い人のことが多い。もしかすると彼らは洒落(しゃれ)が通じないとか、融通が利かないとか、面白味がない奴といった結論になるのかもしれません。そうなりますと、加害者側としては、〈甘え〉そのものを拒絶し嘲笑(ちょうしょう)するかのような存在として被害者を捉えてしまう。まさに攻撃を加えたくなり、それどころかイジメられるのは自業自得であるといった論理を展開してしまう。そして被害者側が反論したり抵抗すると、加害者側の甘えたい気持ちの根幹を否定されているように感じて立腹し、イジメはエスカレートしていく。しばしばイジメはイジメられる側にも責任があるといった意見が語られますが、少なくとも加害者側にはまさにそうした思いがあるのだと思います。

したがってイジメを防ぐには、「察して欲しい」という感情の切実さと厄介さについて、真剣に考え理解するといった機会の提供が必須でしょう。それはべつに道徳の時間みたいなものとは限らず、生活のあらゆる機会を上手く捉えて語り合うべき課題でしょう。抽象レベルで云々（うんぬん）しても意味なんか成さない。

ここで「察して欲しい」の病理をもう少し語ってみるなら、ストーカーなんてまさにど真ん中ですよね。一方的に思いを寄せるのはともかくとして、それを察して欲しいとばかりに纏（まと）い付き、察してもらえないと分かると怒りや攻撃に転じる。その迷惑ぶりは、〈甘え〉なんてマイルドな響きの言葉では捉えきれません。アルコール依存や薬物依存においては、彼らの逸脱ぶりに託す形で「察して欲しい」という呟（つぶや）きが聞こえてくるように思える。

さらに、現代人を理解するうえで重要な補助線が承認欲求と呼ばれる心性ではないかとわたしは考えていますが、これは「察して欲しい」という気持ちが肥大化し露骨になったものではあるまいか。ＳＮＳには承認欲求が渦を巻いていますけれど、そうしたものを目にするにつけ、もはや「察して欲しい」なんてレベルは謙虚なものだなあといった感想が浮かんできます。

不快であると同時に気持ちがいい

話を「素直になれない」に戻しますと、これを理解するためのもうひとつのキーワードは〈自意識過剰〉ではないでしょうか。

素直になれない人は、とにかく余計なことをあれこれ考え過ぎる。既に述べたように、素直なのは朴訥でみっともないとか、相手にナメられるとか、洗練されていないとか、つまり勿体ぶっている。気取ったつもりで、かえってみっともない姿をさらしている。そのあたりの状況を薄々自覚はしているものの、今さら〈素直モード〉を採用するなんて沽券に関わるなんて思っている。依怙地になっている。そんな調子で延々と独り相撲をしている次第で、それはまさに自意識過剰な精神が生み出したシチュエーションでしょう。

〈自意識過剰〉は、遅かれ早かれ自己嫌悪に直結します。自分の言動は、わざとらしく、あざとく、物欲しげだ。オレは屈折している、鬱屈しているんだなどと思ってみても、そんなものは何の免罪符にもならない。未熟で幼稚なくせに、自分が複雑で奥行きのある人間であるかのように演じているだけだ、と。しかし不思議なことに、自己嫌悪によって人は自滅してしまわない。ここがヒトの心理の面白いところで、自己嫌悪というのは皮膚の痒い箇所に爪を立てて掻いているみたいな性質を持っている。すなわち、不快であると同時に気持ちがいい。癖になる。あたかも攻撃をしているような、復讐をしているような気分で痒い所を掻きつづけるわけですけれど、その攻撃対象は自分自身である。そんな自己完結のループに陥ってしまう。

自意識過剰であろうと自己嫌悪であろうと、そうしたものから抜け出すには、まずは自分自身に素直になる。謙虚になり冷静になる。そこからスタートしなければならないが、〈甘え〉があるうちは無理だといった話になってくる。

素直になれないという悩みは、そう簡単には解決できないでしょう。「察して欲しい」とか「自己嫌悪」には、麻薬のような習慣性がありますから。でも不可能ではない。

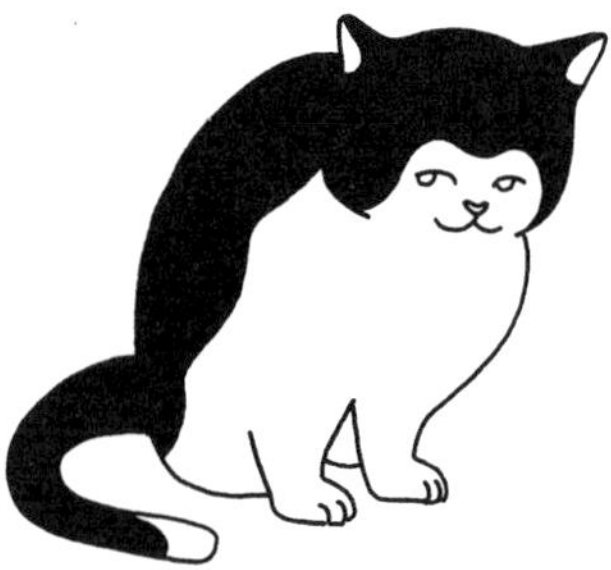

せつない

朝の五時十一分発の電車で通勤している。勤務先がいささか遠いのだが、それにしてもそんなに早い時刻の電車に乗る必要はない。だがわたしは混んだ電車が大嫌いなのである。座るとか座らないには関係なく、ごちゃごちゃと人がたくさん乗っている電車は生理的に嫌である。だから早い時間の電車でゆったりと勤務先に向かい、当然のことながら早く到着してしまうので自分の机で事務仕事を片付けたりネットを覗いたり本を読んで過ごす。余裕のない生活は心を荒ませる。

　家から十五分歩いてＪＲの駅に着く。秋でも空に星が瞬いている。エスカレーターが動いているのでそれを使って二階の改札フロアへ行く。駅は閑散としているものの、仕事に向かう人がちらほらといる。誰もが沈黙していて、他人を寄せ付けない雰囲気を発散している。たぶんわたしもそうだろう。

　昇りのエスカレーターに乗ろうとすると、少々離れたキオスクの前に作業着めいた服装の若い女性が立っていた。かなり恰幅がよろしい。商品搬入とか、そうした仕事の途中なのかと思った。でも商品らしきものはない。そんな彼女が、いきなり「おはようございます」と声を掛けてきた。いったい誰に向けて挨拶したのか。周囲を見回しても誰もいない。わたしに向けて言ったようだ。でも不意打ちのように明るい声で挨拶をされても、こちらは心の準備が整っていない。挨拶を返そうとしても、声が擦れてしまう。やっと彼女の方を向きながら（そのあいだも、エスカレーターに乗っているからするすると彼女から遠ざかっていく）「おはようございます」と言った。不明瞭で小さな声だから、彼女に届いたかどうか心許ない。挨拶を無視したなんて思われたらつらいなあ。そんなことを考えると心が痛む。

数週間してから、もう一度彼女と出会った。早朝の駅で、まったく同じシチュエーションである。このときもまたわたしはスマートに挨拶を返せなかった。気になったので二階で立ち止まってしばらく観察していたら、数人が「おはようございます」と声を掛けられ、しかし明瞭な声で挨拶を返した人は誰もいなかった。表情を変えぬまま軽く会釈をした初老の男性が一人、「あ、はい」と戸惑った声を出した若い女性が一人。あとは無視である。まあ無視のように映ってもタイミングを逸したり、わたしのように咄嗟には声が出なかっただけかもしれない。

いずれにせよ、彼女にとって朝の挨拶を返してもらえる打率は低い。だがそれに落胆している様子はない。いったい彼女は何者なのだろう。挨拶運動（そういったものがあるとすれば、だが）とか、あるいは宗教活動の一環であるとしたら、毎日同じ場所に立ちそうなものである。仕事ついでとしても、出会う頻度が低すぎる。結局、何も分からなかったが、それはそれとして、明るい声で挨拶をしても反応が悪いことを彼女はどう思っているのだろう。表情は溌剌としていても、やはりがっかりしてるのではないか。家に帰ったら項垂(うなだ)れて、そっと涙を流したりするのではないか。そんなことを想像していると、せつない気持ちに駆られてしまう。自分の身の置き所がないような気持ちになってしまうのである。

　子どもの頃に、親と一緒に始発の電車に乗った。東京駅まで出て、そこから二泊の旅行に向かうためである。冬で真っ暗であった。駅へ行くために商店街を抜けたが、そんな時刻に開いている店はない。昭和三十年代だから、コンビニなんてない。防犯灯が侘(わ)びしく光っているだけだ。

　でも一軒だけ明かりの灯(とも)っている店があった。立ち働いている人影が見える。豆腐屋である。豆腐屋は未明から作業を始めて、朝食用に豆腐を買いに来る人たちに備える。こんなに朝早く、しかも冬なのに冷たい水に手を突っ込むような仕事である。寒くて冷たくて眠くて、その割には報われないような気がする。幼いわたしには、豆腐屋という仕事が暴力的なほど過酷に思えた。しかし毎日それを黙々と豆腐屋の主人はこなしているのである。どうしてこんな苦しい仕事をしているのか。自分でわざわざこの仕事を選んだのだろうか。このときも、せつない気持ちに囚われた。まだ「せつない」なんて言葉を知らなかったので、なおさらせつない気持ちであった。

学生時代に、新聞ないしは週刊誌で虎に関する報道を読んだことがあった。移動動物園というものがあり、そこで飼っていた虎が逃げたという。関西の田舎であったと記憶している。人食い虎というわけではなかったが、危険なことは間違いない。穏便に捕獲するのは難しいだろう。怪我人や死者が出たら大変である。そこで猟友会のメンバーが駆り出され、猟銃を構えて山に入った。逃走した虎は、移動動物園がパークしていた場所の背後にある山の中に姿を消したからである。

だが虎はなかなか見つからなかった。餌食になりそうな動物なんかないから、するといずれ人里に姿を現すのではないか。それは危険だ。早く見つけ出して射殺してしまうのが、もっとも現実的な対処法のようであった。移動式とはいえ動物園で飼っていたのだから、虎には名前がついていただろう。が、名前は報じられていなかった。

一週間以上が経ち、飢えで衰弱した虎が山中で発見され、呆気なく撃ち殺された。これで虎騒動はとりあえず解決である。死んだ虎を解剖してみたら、やはり虎は飢餓で苦しんでいたらしい。胃の中には葉っぱが一枚だけ見つかったという。虎の胃の中に、葉っぱが一枚！　——それを知って、せつない気持ちを覚えずにはいられなかった。飢えのあまりに、木の葉を呑み込んでいる虎の姿は、あまりにもせつない。

マンションのエレベーターの中に、管理人が貼り紙をしている。「燃えないゴミ」を出す日に、鉄亜鈴を捨てた人がいる。これは粗大ゴミ扱い（有料）なので、安易に捨てられてはルール違反になる。潔く申し出て欲しい、と。かなり立腹したトーンで書かれている。おそらく申し出る者はいないだろう。

それはそれとして、捨てられた鉄亜鈴の身になってみれば、これはなかなか惨めな話だろう。おそらく持ち主は、少なくとも購入してしばらくの間は、鉄亜鈴を持って熱心にトレーニングに励んだに違いない。汗と熱量と激しい呼吸。持ち主と鉄亜鈴とは互いに融合して、逞しい肉体を目指しさまざまな運動メニューを消化した筈だ。いわば一心同体に近い関係だったろうに、どうしたことか。鉄亜鈴にとっては、不本意どころか傷心と愁嘆に満ちた仕打ちだろう。これを「せつない」と言わずに、何がせつないのであろうか。

せつない、という感情はまことにデリケートである。悲しさや「やるせなさ」、もどかしさや無力感などが複雑に絡み合った心情であろうか。ただし、せつなさは必ずしもネガティヴな気持ちのみで構成されているわけではない。メロドラマや悲劇を味わうような感傷の風味が、微妙な喜びを醸し出す。いささかマゾヒスティックな楽しみが喚起される。

本書では、さまざまな精神のありようをリストアップして論じている。それらの多くは、苦しみや煩悩といったものに分類されるだろう。だがそのようなものに隣接するようにして、「せつない」などのささやかな甘みを備えた感情が存在している。その事実は大切だ。おそらくわたしたちは、そのような事実を感じ取ることによって、世の中を「あながち捨てたものでもない」と思い直せそうな気がする。

他人を信用できない

他人の誠実さや優しさを信用できないまま世の中で暮らしていくのは、猛獣や危険な爬虫類、毒虫や吸血蛭、有害な植物などに満ちたジャングルで生きていくようなものでしょう。あるいはスパイや裏切り者、強盗や泥棒の横行する街で生活するようなことなのかもしれません。油断がならないし、心が荒んでいく。常に不安と警戒心から逃れられない。まことに「しんどい」事態と申せましょう。

誰も信用できないというのは、まさに性悪説そのものです。通常は性善説に与し、悪はむしろ「心の弱さ」に基づくものと認識するのが健全であるような気がしますが、イジメ加害者としての体験を武勇伝さながらに吹聴する者とか、残忍きわまりない殺戮兵器を研究開発する人物とか、気に入らない相手をツイッターによるデマを利用してネット・リンチしてやろうと謀る輩とか、独り暮らしの老人を騙して金を巻き上げようとする連中などのことを考えると、やはり性善説がぐらついてくるようにも感じられる。せいぜい性善説と性悪説とのあいだを揺れ続けるのが、世間一般の人たちということでしょう。

四つの形

他人を断固信用できない、といった心性にはさまざまな形があるようです。予想以上に込み入っている。それらを分類して考えてみましょう。

①トラウマとしての「他人なんか信用できない……」
②復讐としての「誰も信用なんかするものか！」
③信用できないというよりも、「他人が怖い」
④他人だけでなく、自分すら信用できない。

信頼していた相手に騙された、裏切られたといった体験が人生観を変えてしまうことがあります。一種のトラウマと考えて良いでしょう。少なくとも相棒の背信行為で無一文になった、なんて目に遭えば金輪際(こんりんざい)他人なんか信用できないと思うようになっても無理はない。そうした人たちが①に相当します。彼らは「他人なんか信用できない……」と思うものの、できれば「やはり多くの人間は信用に足るものだ」といった思いを抱きたいと願っている。したがって、まっとうな人との出会いを重ねるうちに、次第に心が癒されていく可能性はあるでしょう。説得なんかしても（つまり理性に訴えても）、それでたちまちトラウマが消えることは難しいかもしれません。

では②はどうか。騙されたり裏切られたとき、悲しみや絶望よりも「怒り」が反応のメインとなる人がいます。しかもその怒りを相手にぶつけられずに我慢を強いられてしまったとしたら、おそらくその怒りは心の奥で燻り続けることでしょう。「誰も信用なんかするものか！」という暗い決心が、卑劣な相手のみならずそんな人物をのさばらせている世間への復讐として機能する。やがて、その否定的な思いが自分を支えているような気になってくる。通常、時間の経過とともに恨みは薄らいでくるものですが、恨みが生きる糧のようになってしまうケースもあり、そのように「こじらせて」しまう人は、やはり性格的にいくぶん問題を抱えているようです（なお、【被害的になってしまう】の項も、参考にして下さい）。

③も少々厄介です。「他人が怖い」と書くと読者の多くは対人恐怖を思い浮かべるかもしれません。ただし精神医学で言うところの対人恐怖は、やみくもに他人が苦手という話ではありません。それなりの特徴があります。すなわち、親しい人、あるいはその反対の存在である「赤の他人」には恐怖心が生じません。表面的に関わりのある人たち（無縁ではないけれど親しいというほどでもない中間的な距離にある人たち）――同級生や同僚、たまたま電車やレストランやエレベーターなどで居合わせたような人たちが苦手なのですね。そ

ういった人たちに対して、オレはみっともない姿を晒（さら）していないか、口臭や体臭を漂わせていないか、卑猥（ひわい）なことを考えているように思われないか、挙動不審の人物であると警戒されていないか等々を勝手に想像して悩む。まあ自意識過剰で自滅している気配がある。その背景には自我を囲む壁が「薄い」ないしは「未発達」で、それがために自分の内面が剝き出しになっているような気分になるのでしょう。

ある種の劣等感と、思春期の心性や心の弱まりがそうしたものを導き出す。

いっぽう発達障害の傾向にある人たちは、空気が読めなかったり、相手の言うことを額面通りに受け取ったり（親愛の情を込めて「そんなことを気にするなんてバカだなあ」と言われたのに、自分は愚かな駄目人間であると否定されてしまったと本気で思い込む、など）、平気で思ったことをそのまま口に出したりして（若いくせに髪が薄いですねえ、とか）、コミュニケーションに失敗することがあります。そこで自分に問題があったと気づければいいのですが、そうでないと「他人は得体が知れない、怖い」ということになってしまう。

いずれにせよ、他人が怖いと感じるその気持ちには、「相手は自分をどう思っているか、分かったものじゃない」「他人の心は予測がつかない」といった警戒心のみならず、「油断すると、恥をかいてしまいかねない」といった不安が多分に含まれている筈です。

不安定で極端

④になると、よりエキセントリックになってきます。ある種の人たちは、幼い頃から空虚感というか虚無感めいたものを抱えて生きています。いまひとつ現実にリアリティーがなく、常に違和感や不全感につきまとわれている。だから自分に対しても他人に対しても、信用という概念を持てない。でもそんな気分を上手く言葉で表現して他人に伝えるのは難しいですし、いったい自分は特殊ないしは異常な人間なのか、それともこれが普通の人生なのか、そういった根本的な部分に疑義を持っている。

彼らにとってつらいのは、無条件に信頼し得るものがないことです。いつも違和感や不全感を覚えているのですから、「これさえあれば、この人にさえ頼れば大丈夫！」といった安堵の気持ちを持てない。たとえ無難に、平々凡々と生きていても「よるべない」気分に陥ってしまう。

往々にして、彼らは危険なこと、ヤバいこと、常識から逸脱した行動に走ります。極端で「どぎつい」行動、衝動的であったり暴力的な行動（ときには自己破壊的な振る舞い）に及ぶ。他人ともトラブルを起こす。そうでもしないと、生きることにリアルを実感できないからです。つまり、切実なのに無茶苦茶なことをする。

対人関係においては、「この人なら信用できるかも」と期待してすり寄るものの、些細なことで失望し、裏切られただの見捨てられただのと逆恨みする。すると①や②に近いことになってくる。彼らはどうもトラウマの大安売り的なところがあり、そこが相手を困惑させる一因にもなる。

おしなべて彼らは自己評価が驚くほど低い。自分すら信用できないのですから無理はないですね。が、ときおり妙に全能感に支配されて傲慢そのものとなる。そうした振り幅の広さも特徴です。彼らの不安定で極端で自暴自棄めいた生き方には、どこかロック・スターだとかアルチュール・ランボー的な危うい魅力が窺える場合があります。

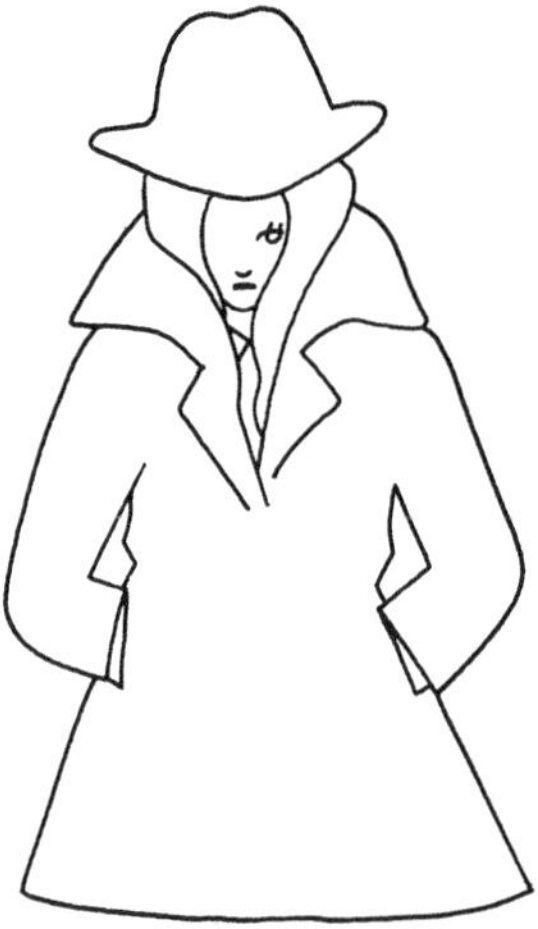

取り返しがつかない気がする

公立の総合病院に勤務していた頃、外科系のドクターが逮捕されたことがありました。女性患者を診察するときに裸の姿を撮影し、それを自分のパソコンへ秘かにコレクションしていたのです。被害女性はかなりの数に及び、もちろん示談レベルでは済まず、最終的には懲役刑を受けることになりました。おそらく医師免許も剥奪になったのではないかと思われます。

皮膚にあらわれた病変や手術痕をカメラに記録することは確かにあります。そうした作業をしているうちに気の迷いが生じ、さしたる罪悪感もないまま気軽に裸体写真の撮影にのめり込んだのでしょう。だがドクターの挙動不審から、すべてが露見してしまった。逮捕された時点で彼は、はじめて「とんでもないことをしてしまった、もはや取り返しがつかない……」と実感したことでしょう。

取り返しのつかない失敗や愚行は、それを「しでかして」いる時点では、その行為の重大さに気づかないものです。いや、頭の片隅ではヤバイと分かっている。それなのに、なぜか気分は「まあ、いいや」となっている。どうして「まあ、いいや」なのか。もしかすると、いったん立ち止まったり修正を図ること自体が面倒に思えたのかもしれない。轢き逃げ事件などを考えてみますと、一部においてはたぶん「でも、面倒なんだよな」といった気分が関与していそうな気がする。

しばしばわたしたちは、ことの重大さをリアルタイムでは実感することができず、妙に楽天的な（あるいは無責任な）気持ちに囚われてしまうようです。これはまことに恐ろしい話です。そのつもりはなくとも、いつの間にか身の破滅に突き進んでしまいかねないのですから。そしてそうした心の働きに恐怖を感じてしまうと、それがいわばアレルギーのようになって精神が過敏になってしまうこともあるようだ。何でもない自分の振る舞いに対して、もしかすると「取り返しがつかない」ことをしでかしてしまったのではないか、と疑惑が生じてしまう。そうなったら、もはや人生は不確実感で埋め尽くされてしまう。いわゆるノイローゼ状態になってしまいます。

精神のアレルギー状態

精神のアレルギー状態といった表現をしてみましたが、ではそうしたものの準備状態となるような心のありよう――いわゆる「アレルギー体質」に相当する精神のありようとはどのようなものでしょうか。

おそらくそれは完璧主義と称される心性だと思われます。

世の中にパーフェクトな事象なんて存在しない。にもかかわらず、完璧で完全、一分の隙もない「もの」ないしは「状態」を目指す。それはあまりにも悲壮で非現実的かもしれません。けれども、少なくとも理念としてパーフェクトを目指さなかったなら、ヒトは果てしなく妥協し自分を甘やかしてしまうのではないか。堕落してしまうのではないか。そのような高邁な精神が完璧主義には刻み込まれているのかもしれません。だがもう少し異なる視角も成り立ちます。

完璧主義とは、虚勢に近いものではないのか。自信がなかったり劣等感を抱えている人こそ虚勢を張りたがります。ありのままとか自然体、つまり虚飾を排した状態を他人に見せられるには自己肯定感が必要です（何も考えていないので無防備であっても平然としていられる、という場合もありますが）。自分を信頼しきれない、自分の能力に不安材料を抱えている、だから度を越した完璧主義者となることで安心感を得ようとしているケースは結構多い。結局のところ、「オレは完璧主義者なのであり、だが現実的な制約やいい加減な他人、アクシデントや不運によって主義を貫き通せないことが多いのは悔しい」という述懐を言い訳にしているのでしょう。

おしなべて完璧主義者はいつもイライラしています。たとえ細心の注意を払い、用意周到に頑張っても、自分ではコントロールしきれない外的理由によって完全無欠を実現できないことが少なくないからです。そこで被害者意識が生じる。自分はいつも邪魔をされる。たとえ意図的ではなくても、他人や世間や運命が邪魔をする。そんなふうに考えてしまうとなると、いつもイライラしているのもまあ無理からぬところでありましょう。

被害者意識に加え、もともと自分に自信を持てないところがある。苛立ちも隠せない。そうなると、いつ酷い目に遭うか、いつミスを「やらかして」しまうかが気になるのも当然です。「取り返しがつかない気がする」といった思いに囚われても不思議はないように思われます。

感受性の違い

いっぽう、「取り返しがつかないこと」に対する感受性が人によってかなり違うことにも留意したい。たとえば顔や首にTATTOOを入れてしまう人がいます。もちろんそれは本人の勝手であるし、法律違反でもない。だがそれを行うことによって、これからの人生に大きな制限を受けることになるでしょう。いわゆる堅気(かたぎ)の仕事には就きにくい。もちろんそんなものを拒否する無頼の生き方の証としてわざわざTATTOOを入れているのかもしれませんけれど、ある程度歳を取ってから後悔することもありそうな気がします。

もちろん当人はそんなことを決して口には出さないでしょうが、若いときに（勢いに任せて）顔や首に刻み込んでしまったTATTOOに「取り返しがつかない」と本人が内心思うことはありそうです。

わたしがつまらない小市民であるからかもしれませんが、四肢や背中ならばともかく顔や首へのTATTOOを目にすると、他人事であるにもかかわらず後悔の念が生じてしまうのです。自傷行為を目にしたときと同じ切ない気持ちが湧き上がってしまう。でもそんなふうにはまったく思わない人もいて、そのギャップに軽い困惑を覚えることがあります。

高い場所に恐怖を覚えない人が一定数いるようで、それどころか恐怖心ゼロの人までいるようです。ときおりネットの動画で、高層ビルの屋上から片手でぶら下がってみせたり、電波塔のてっぺんの狭苦しいスペースで逆立ちをしてみせたり、そういった危険な行為を自撮りしている作品を見掛けます。手足を滑らせたり、突風などのアクシデントによって空中に放り出される危険は高いわけで、そうした可能性をまったく考えていないとしか思えない様子に驚かされる。妙に淡々とした態度で死と隣り合わせの行為を続けていくので、何だか決定的にDNAが違っている人たちではないかとさえ思えてしまう。自暴自棄の挙げ句といったわけではないところが、かえって薄気味悪くなってきます。

取り返しのつかない行為の最たるものは自殺ですが、わたしは診察室で自殺未遂を繰り返す人たちとしばしば対面してきました。彼らの半分以上は、いわばロシアンルーレットと戯れるようなところがある。人の世に対する怒りを、あえて自分の命をぞんざいに扱うことによって突きつけようとする。「取り返しがつかないこと」を弄ぶような行為を通じて暗い満足感を覚えているように見える。わたしとしてはそんな彼らに、極端なことに美学を見出す生き方はエレガントではないと伝えたいのですが、なかなか耳を傾けてもらえないのがつらいところです。

取り返しがつかないことなんかとは無縁のまま一生を送れたら、それは喜ばしい人生なのでしょうか。いや、欲だの野心だの自己愛だのが絡むので、わたしたちは安全第一の人生には（おそらく）充足できない。次善の策として、せいぜい用心深さを心掛けるしかないのかもしれません。

取り越し苦労ばかりだ

医学生のときに、あとで振りかえれば「取り越し苦労」でしかなかったけれど、そのときにはリアルかつシリアスそのものとしかいいようのない心配に苦しんだことがあります。内科の講義で、自己免疫疾患の患者さんを撮影したスライドをたくさん見せられました。自己免疫疾患のうちでも、膠原（こうげん）病と呼ばれる一群の疾患（全身性エリテマトーデス、皮膚筋炎、強皮症など）で、死に至るケースもあるのでした。当時は全身性エリテマトーデスになったシャンソン歌手がちょっと話題になったこともあり、その頃の医学レベルとも照らして「こんな病気、なったら嫌だなあ」と思ったのです。

漠然と嫌だなあと思っただけでしたが、帰宅途中の電車の中で、妙なことをふと思いついてしまったのでした。自己免疫疾患は、免疫機能が自分自身を攻撃することで生じます。味方である筈の自分自身の組織や内臓を敵と誤認することによって、病気が生じてしまう。ところでわたしはアレルギーの傾向があり、アトピーだとか喘息（ぜんそく）などに悩まされてきました。アレルギーも一種の免疫反応であり、つまりわたしの体の中では、他人よりもより頻繁に不適切な免疫反応が起きていることになります。そうなると、通常よりもはるかに高い確率で、誤って自分を攻撃する抗体が生じてしまう可能性があるのではないか。自分は、実は自己免疫疾患発症の一歩手前に立っているのではないかという疑惑に辿り着いてしまったのでした。

血の気が引きました。自分が重度の膠原病となって（現在よりはまだまだ治療法が未発達だったのです）、学業を中断して療養生活を送るイメージがありありと浮かんだからです。不安感とともに、身体が内側からぞわぞわしてくるような違和感に包まれました。何だかもう発症しているような気さえしてきます。家に帰ってからあらためて調べてみると、病気の徴候のいくつかは自分に当てはまらなくもない。いよいよ不安が募ってきます。

まさに取り越し苦労であり、病気を心配しているといった点では心気症（ヒポコンデリー）とも呼べる状態でした。

一週間くらい一人で悩み、最終的に教授の部屋をそっと訪ねました。「自己免疫疾患になったのではあるまいかと心配で心配で……」と切り出すと、しばらく話に耳を傾けてから「馬鹿か、お前は」と一喝されました。愛情のこもった一喝であることは口調から分かりましたので、それで夢から覚めたように急に気持が楽になりました。あの教授がもっと優しくソフトな態度で対応してくれたら、むしろ疑念はなかなか消えなかったかもしれません。取り越し苦労には、一種のショック療法のほうが効果的な場合がありそうです。

あんな心配に取り憑かれたのは、精神的な準備状態として年齢相応の悩みや医学生なりの悩みが重なっていたのは間違いないでしょう。まあそこにもともとの心配性が作用したと思われます。あれから半世紀近くが経っていますが、心配性や取り越し苦労の傾向はいまだに変わりません。いや、多少はそうした心性との付き合いが上手くはなりましたが。

取り越し苦労のメカニズム

さて取り越し苦労については、そのメカニズムとして三つくらいが想定できそうです。列挙してみましょう。

①いつも、つい余計なことまで心配したり悩んでしまう。
②自分に自信が持てないがために、過剰な心配をしてしまう。
③些細なことでも心配がどんどん膨らんでしまい、押し潰されそうになってしまう。

どれも似たようなことを言っているように思えるかもしれませんが、ニュアンスがちょっと異なります。まず①ですが、取り越し苦労をしがちな人は、しばしば幼い頃に親から「最悪のことを想像しておけば、実際には十中八九それよりもマシなのだからダメージが少ない」といった考え方を教え込まれているようです。あるいは自分なりにそういった考え方を抱くようになっている。

　確かにそれはその通りですが、なかなか心配の度合いを適切には定められない。安全策の筈が、度を越して取り越し苦労へ至っている。ただし度を越していることは自分でも薄々分かっているものです。それでもなお心配をするわけですから、そこにはもはや（不幸を遠ざけるための）マジナイに近い意味合いを見出しているのでしょう。

　②はどうか。失敗や不運が重なれば自分に自信がなくなります。おどおどしてしまう。ある種の「負け癖」みたいなものが染みついてしまう。その負け癖が、しばしば取り越し苦労につながってしまう。しかし話はそれだけでは終わりません。心配なことが実際に起きてしまうなんて嫌であるにもかかわらず、心配が杞憂に終わってしまったらそれは自分にとって不自然な状態である、失敗や不運が本当に生じたほうがかえって「しっくりくる」「自分にふさわしい」――そんな倒錯した心理が働くようになることがあります。おかしな話ですが、ここが人間の不思議なところです。

　③はパニックに近いのかもしれませんね。ちょっと話がずれますが、トライポフォビア trypophobia という症状があります。集合体恐怖とも呼ばれ、イボイボだの小さな穴、ボツボツとした突起物などがびっしりと密集しているところを見て鳥肌が立つ（ぞっとす

る）といったものです。これが生じたときって、不快感がみるみる全身に広がっていくような感覚があり、それがパニックめいた動揺をもたらす。いっぽう重症の取り越し苦労ですと、不安や心配がパニックまでには至らなくてもどんどん膨らんでいって、そのダイナミックな手応えに圧倒されることがあります。

心が休まらない時には

うつ病の人の多くには取り越し苦労が生じますが、そのときには③に近いパターンを取るようです。それがために激しい焦燥感に襲われ、さもなければパニックのような状態に陥る。イメージ的にうつ病の人は、項垂れたまま暗い表情で部屋の隅にじっとしているような印象を持っている読者が多いのではないでしょうか。でも特に老人のうつ病患者では、焦燥感やパニックで泣いたり騒いだりと落ち着かないケースが散見されます。取り越し苦労の行き着く先のようにも映ります。

もしも皆さんが取り越し苦労ばかりして心が休まらないと悩んでいるとしましたら、それがうつ病や神経症（パニック障害も含む）に由来している可能性は検討したほうがよろしいでしょう。基礎疾患を治せば、取り越し苦労も二次的に消えるという理屈になりますから。

では①や②についてはどうか。おそらくあなたの生き方というか世界観は、もはや取り越し苦労の傾向と融け合ってしまっている。「取り越し苦労のしやすさ」のみを抜き取ることは難しいと思います。だが、考えようによっては用心深さ、慎重さといった（日常に不可欠な）ものが裏目に出て、取るに足らないことに対してアレルギーを起こしていると見ることもできます。となれば、それを自覚しつつ自分をなだめすかしていくほうが現実的でしょう。わたしを一喝してくれた教授みたいに頼りがいのある存在が近くにいれば、理想的ではあるかもしれませんが。

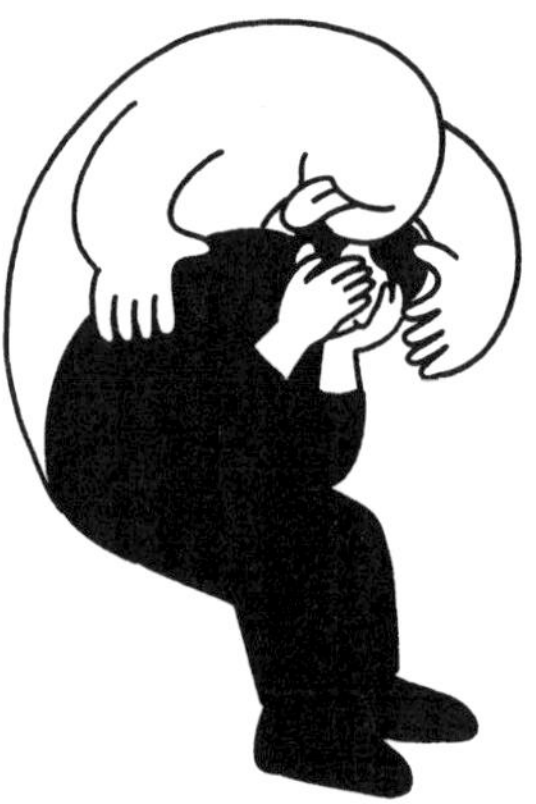

人気者になれない

もしも本当に「オレは人気者になれない」と悩んでいる人がいたとしたら、「ならば、もし人気者になったらどうするんだい」と尋ねてみたいところです。

二十年くらい前に、テレビのバラエティー番組に四十歳くらいの独身男性が出てきました。痩せて神経質そうで、とても真面目そうな人物でした。彼は電車で座っていても、女性が前に立つと必ず席を譲るとのことでした。それが紳士のマナーであると信じていた。モノよりも心が大切というのも持論でした。彼には思いを寄せる女性がいて、本日が彼女の誕生日である。彼はお祝いのプレゼントを贈りたいと思っているけれど、モノで歓心を得ようとするのはよろしくないと考えていました。それでは物欲にアクセスするだけで、かえって失礼ではないか、と。

そこで意を決し、公園に彼女を誘い出しベンチに座ってもらい、その前に立ち、「わたしはあなたの誕生日に歌を贈りたいと思います」と告げて「オー・ソレ・ミオ」とかそういった類の（たぶん）カンツォーネを朗々と歌い上げました。そして自分と交際をして欲しいと告白しました。

彼が感情を込めて歌っている最中から彼女は当惑した表情を浮かべ、交際の申し込みをされたときにはむしろ腰が引けそうな様子で、小声で「すみません、ちょっと無理です」と言いました。男性のほうはどうやら自信満々にアプローチしたようで、彼女の拒絶には心底驚き、同時に絶望をしていました。絵に描いたような項垂れようでした。そんな様子をテレビカメラに収め（ヤラセではなかったようです）、タレントたちが露骨に彼を笑い者にしながら放映していました。ずいぶん残酷なことをするなあと思いつつわたしは、彼の現実認識と実際とのズレに痛々しさを感じるとともに、好奇心（職業的好奇心とゲスな好奇心、その両方です）をも覚えていました。

人気者になりたいと願うような人は、もしかしたら感情たっぷりにカンツォーネを歌えば相手のハートを射ることができると素朴に信じるような、そんな見当違いの努力をしそうだなと思わずにはいられません。自分が人気者であったなら喜ばしいでしょうが、そうでなかったら残念とか悔しいとか負けたといった話でもないでしょう。いったい人気があるというのはどういったことなのでしょうか。

人気があるとはどういうことか

たぶん話題が豊富な人ではありそうです。陽気でポジティヴ、リーダーシップや力強さも必要そうだ。頼り甲斐があるとか包容力に富むのも同一線上でしょう。自分に自信を持っていると同時に、弱さや欠点も自覚している。無防備なところもいくらかある。優しく親切で気が利く。礼儀を心得ている。他人を褒めたり認めたりすることができる。空気をちゃんと読める。協調性があり、世知にも長けている。

他人を楽しませつつ自分も楽しむことができ、自己肯定感にあふれ、しかも自然体といったところでしょうか。さらに特技（カッコ良さも含む）が加われば盤石（ばんじゃく）です。突飛さや不安定さが魅力な人物は確かにいますが、それはいわばカルト的な人気に属し、いわゆる人気者とは違う文脈に属しましょう。

人気者になりたいと本気で思う人は、自尊心がかなり高く、しかも自意識過剰な傾向がありそうです。そうなりますとどこか物欲しげな感性が見え隠れしがちで、そういったものは案外簡単に見破られてしまう。つまり人気者になりたいと思った時点でアウトの可能性が高い。

これもかなり昔の話ですが、外来に強迫性障害の男性が受診してきたことがありました。わたしがある地方都市の病院に勤務していたときです。三十歳前後でしょうか。筋肉質で髭（ひげ）が濃く、いくぶん乱暴な感じの人でしたね。自ら受診してきたので、よほど症状がつらかったのでしょう。

彼は紡績関係の工場で働いていました。聞くところによれば、そこは若い女性が圧倒的に多い職場だそうで、彼以外の男性は初老期の管理職ないしはエンジニアだけという。彼は結婚しておらず、病院の近くのアパートに独り暮らしでした。筋肉質の彼は多くの若い女性たちの中の黒一点みたいな存在です。当人もそれは十分に意識している。にもかかわらず、工員である女性たちは彼を異性として見ていないらしいのですね。せいぜい力があって便利な奴くらいにしか思っていない。すなわち、彼の「男としてのプライド」は大いに傷つけられている。当人はそのように感じていたわけです。おそらく彼の症状もそうした屈託が関係している。といったわけで少量の薬剤を処方しつつ、彼の苛立ちや愚痴にあれこれ耳を傾けていたのでした。

一般的に、強迫性障害はあまり簡単には治らないことが多い。彼もなかなか症状が改善しないようで、それでもこまめに通院を続けていました。

ところがある日を境に急に通院が途絶えました。こちらから連絡するのも負担を与えそうなのでそのままにしていたら、思いがけない頃合いで急に外来に姿を見せました。症状がほぼ治り、様子を見ていたが大丈夫そうなので治療を終わりにしたいとの申し出でした。もちろんこちらとしては病気が良くなればそれで異存はありません。ついでだから、改善したきっかけとして何か思い当たることがあるかと訊いてみました。すると、工場に消防団が設立され、それの団長になったら気が楽になったというのです。ずいぶん素直な人だなあと感心すると同時に、なるほど消防団長になることで男としての面目が立ったのか、（ここは東京ではないけれども）火事と喧嘩は江戸の華ってやつかと思ったのでした。たぶん団長として女子消防団員に命令をしたり、そういった快感もあったのではないか。まあいずれにせよめでたしめでたしです。

彼は内心、工場の女性たちから人気者として持て囃（はや）されたいといった気持ちがあったのでしょう。それはちっとも変ではない。が、現実には自尊心が傷つき、怒りも抱え込むことになり、そのあたりが病気に結びついた。けれども消防団長になることで自尊心はどうにか修復されたようなのでした。わたしだったら消防団長なんて面倒くさくて絶対に嫌だろうけれど、いろいろな価値観があるものです。

無理しないほうがよい

ところで世の中には、人気者であることと剽軽（ひょうきん）者であることとを混同している人がいるようです。おどけたり、冗談を次々に口にしたり、大げさな様子で皆の前で失敗をしてみせたり、そういった人ですね。いまひとつ落ち着きに欠け、ときには鬱陶しい。観察してみると、面白そうなことを明るい表情でぺらぺら喋っているが、目がちっとも笑っていなかったりする。何だか無理をしている。そんなことに気づかされると、いささか恐い気がしたりしますよね。

躁的（そうてき）防衛という言葉がありまして、精神分析の用語なのですが一種のカモフラージュとして躁的に、つまり陽気でハイに（ときには攻撃的に）振る舞うことを指します。過剰なくらいに明るくしていないと、当人は「うつ」や不安に陥ってしまう。いわば必死になって陽気な人を演じている。首尾良く人気者となりおおせれば安心感が得られるのでしょうし、自己肯定も可能になるでしょう。でも「あいつ無理しているなあ。痛々しいったらありゃしない」なんて言われたら、その衝撃は相当なものでしょう。

人気者という言葉に出遭うと、わたしはつい痛ましげな、いやむしろ気の毒なケースばかりを連想してしまいます。本当の人気者にはたぶん運動能力とか目鼻立ちのように天からの授かり物的な要素が多分にあるように思える。そうした要素に恵まれていなかったら、素直に人気者へ喝采を送ったほうが生きやすい。そして自分は自分らしさをさりげなくキープしていくほうが賢明な気がします。

場違いな気がする

　学生時代に、一人で海外旅行に行きました。帰国するときに、飛行場へ着いたのが時間ぎりぎりで、なぜかエコノミークラスのシートが全部塞がっていた。すると係員が、ファーストクラスにしてくれました。こちらには空席があったからです。もちろん追加料金なんかは発生しません。ラッキー！　と思いましたね。

　ところがいざ客室に入ってみると、エコノミーとはまるで雰囲気が違います。半世紀近くも昔の話で、機体はボーイング７４７（ジャンボジェット）でした。何だか上品で余裕にあふれた雰囲気が支配している。客も成金めいた人物は見当たらず、いかにも「金持ち喧嘩せず」的な鷹揚さを備えた人々ばかりです。率直なところ、わたしは圧倒されました。そもそもわたしのような若造は見当たらなかったし、当方みたいにラフというか小汚い格好の人はいないない。ＣＡ（当時はスチュワーデスと呼んでいました）は丁寧な対応をにこやかにしてくれましたし、こちらをちゃんと名前で呼んでくれましたが、本来のファーストクラスの客ではないことは知っていた筈です。それを考えると、とてもじゃないけれどゴージャスな旅を楽しむ気になれない。まさに自分は場違いな人間であると感じざるを得ず、肩身の狭い思いが執拗（しつよう）につきまとってくるのでした。

わたしがファーストクラスに乗ったのは、あのときが最初で最後です。

学生の頃には、コンサートにも結構足を運びました。主にパンク・ロック系統のライブでしたが、客の多くは髪をウニの棘（とげ）みたいに突き立てたり、ペイントを施したライダースジャケットにこれまた棘だらけのアクセサリー、靴はマーチンのワークブーツといった格好です。わたしはむしろフォークのコンサートにこそ似合いそうな格好でしたので、完全に浮いてしまう。オレは精神的には彼らよりもパンクなんだと思ってはいたものの、やはり場違いな人間という気になってしまう。だから追い出されたり殴られたりしたわけではないものの、少々寂しい気持ちになったものです。

今までの人生において、一度たりとも場違いな気分を味わったことの「ない」人は珍しいのではないでしょうか。生まれながらの皇族ならば、もしかするとそんな気分とはまったく無縁の人生を送ってきた可能性はありそうですが。

うつ病から考えてみる

さて「場違いな気分」と申しましても、実はそこには二つのベクトルを持った精神状態が混在しているように思われます。

①自分がその場に相応しくなく、むしろ雰囲気を壊してしまい、結果として周囲に迷惑を掛けているような申し訳なさを感じてしまう。
②自分がみっともない、劣っている、痛々しい、見当外れな存在であると痛感してしまい、気恥ずかしさや自己嫌悪に苛まれてしまう。

すなわち①においてはベクトルが周囲（外部）に向かっている。そして自分がある種の加害者であるかのように実感しています。いっぽう②では、ベクトルが自分自身（内部）に向かっている。そして自虐的となり、ときには「悪いのはオレじゃないぞ」とむしろ被害的にすらなっている。そうして現実においては、①と②とが分かちがたく混ざり合って「気後れ」や「気まずさ」が立ち上がっているようです。

さて場違いな気分は、そう感じて当然な場合があり、先ほどわたしの経験で述べたファーストクラスの案件やパンク・ロックのライブの案件ではむしろ居心地の悪さや不調和を覚えないほうが変だろう。

でも精神的な問題で必要以上に場違いな気分を覚えてしまうことがあります。

軽いうつ病のケースを考えてみましょう。うつ病だから「うつ」な気分が前景化してい

ると は限りません。うつ病患者はマイナス思考の一環として自分自身をひどく見劣りする存在と感じてしまいます。実力なんかない、今までは誤魔化していただけだ、本当は駄目な奴だと本気で自己卑下してしまう。さらに、うつ病の特徴のひとつとして自責感というものがあります。自分は周りに迷惑を掛けてばかりいる、存在自体が邪魔になっている、自分がいなくなったほうが周囲にはプラスになるのだ、などと考えてしまう。この思考が嵩じると、自殺に走る危険性が生じてきます。

うつ病における自己卑下や自責感は、それぞれさきほど述べた②や①を想起させないでしょうか。実際、うつ病の患者さんと面談をしていますと、職場や学校、それどころか家庭内において自分が場違いであると感じるといった意味の心情を聞かされることがあります。時間が経てば解決するとかそういった救いが（主観的には）ないのでしょうから、これは相当にキツい状況なのではないかと推察されます。

離人症と過敏型自己愛

精神科の用語には離人症というものがあります。世の中から現実感が失われてしまうといった精神状態を示します。街の風景を眺めても、何だか芝居の書き割りみたいに思えてしまう。道行く人たちにもリアリティーが感じられず精巧な人形のように見えてしまう。

行き交う自動車や電車もニセモノ感があるし、食事をしても味や香りや食感がみずみずしく感じられない。音楽はすべて壁越しに聞こえてくるような気がするし、あらゆる感覚が嘘のように思える。生きているという実感も乏しいし、すべてが不自然でぎこちない。そんな、どこかもどかしいと同時に奥行きを失った感覚に取り憑かれてしまうのが離人症です。

この症状は正常な人にも生じますし、神経症やうつ病、統合失調症やパーソナリティー障害などほぼあらゆる精神疾患に伴う可能性があります。わたし自身、ときたま離人症めいた精神状態に陥ることがあり、しかしどのような契機で生じるのかいまひとつ分かりません。多くの人はこの症状に困惑したり不気味に感じるようですが、わたしはむしろ不条理ドラマでも観るように楽しむ傾向があります。

離人症になれば、当人は相対的に場違いな気分を覚える。ただし世界全体に対して場違い感が生まれるわけですから、それを離人症の結果であると認識していない場合には、むしろ根源的な孤独感に近いものに囚われるかもしれません。

自己愛が強い人は、場違いな気分を覚えがちなようです。自己愛が満たされないだけでもう、ここは自分に相応しい場所ではないと感じてしまいやすいからなのかもしれません。彼らはおしなべて自己愛とともに慢性の空虚感を抱いている場合が多いようなので、そうなりますとなおさら場違いな気分には親和性が高いということになりそうです。

常識的には、自己愛の強い人は目立ちたがり屋ではないかと思われがちです。自分を誇示したがるに違いない、と。これを誇大型自己愛と呼び、欧米では多いものの我が国ではむしろ珍しいようです。では本邦ではどうなのかといえば、過敏型自己愛が多くを占める。自己愛が強いがために、人前で失敗したり恥をかきたくないと考える。結果的に、あえて目立たないように振る舞う。あたかも謙遜しているように映るが、実は自己愛がすこぶる強い。こうした心性がひきこもりに発展したりする場合があるのですが、それはそれとして過敏型自己愛の人は本心に逆らって「あえて目立たないように振る舞う」わけですから、場違いな気分に陥りがちなのも無理からぬことだと考えられましょう。

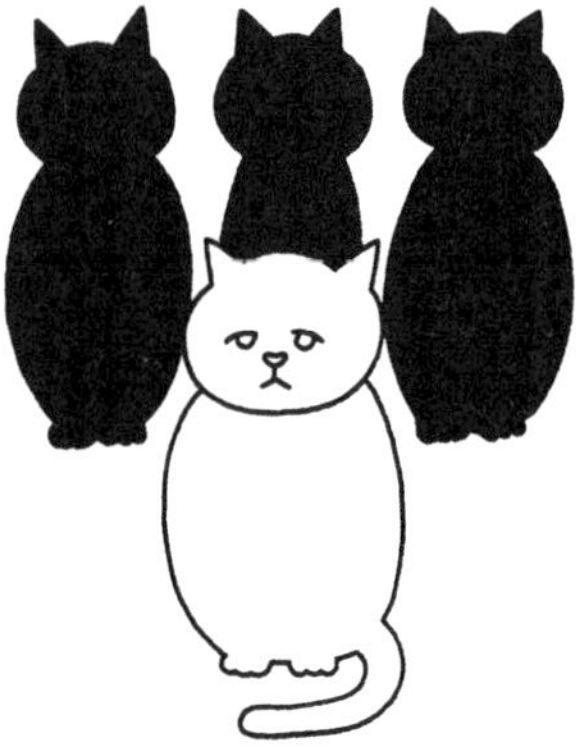

被害的になってしまう

　それを口に出すか、態度に表すか否かはともかくとして、人は誰でも被害的にものごとを受け取る傾向が予め備わっているような気がします（【嫉妬深い】の項も参照されたい）。個人によってその程度は大きく異なりますが。もしかすると社会的な動物として、被害感情を覚えるのは生き抜く上での重要なセンサーなのかもしれません。

　とはいうものの、あまりにも被害的になってしまいがちな人たちを目にすると、心の柔軟性の欠如であるとか内省力の乏しさ、他責的だとか逆恨みといった「黒々としたもの」に自家中毒を起こしている様子を見せつけられているようで、まことに嫌な気分になってきます。溜息を吐きたくなってしまう。

　ここで被害的になってしまう心性を構成する要素について、少しばかり考えてみたいと思います。診察室でいろいろな人に聴いた話から抽出して、差し当たり三つくらいの要素が思い浮かびます。

①他人は油断ならない。どんなひどいことをするのか分かったものではない！

②自分は損ばかりさせられがちだ。
③どうやら自分には、標的や餌食にされがちな「何か」があるようだ……。

順次説明していきましょう。①は、つまり性悪説ですね。たとえ善人ぶっていようとも、腹の底には悪が宿っているに違いない。ただし自分は別であると無条件に考えているところが問題ですね。「いいのか、それで?」と言いたくなってしまいます。

②は、おそらく今までの人生が上手くいかなかったという事実の帰結なのでしょうね。諦観を伴っている。一種の運命論に近いのかもしれません。なるほどそういった発想に至ってしまうような事情を背負っているのは気の毒に思えますが、でも悪いのは他人であると言い切れるのだろうか。自分はお人好しで情に厚く、損得勘定なんて下世話なことには疎いのだと遠回しに自慢しているようにも聞こえます。

③になると、ちょっとオカルトじみてきますね。一種の負のオーラに近いものでしょうか。馬鹿げているようにも思えますが、でもやたらと事故や事件に遭遇しがちな人とか、何度も宝くじで高額当選を繰り返す人とか、なぜかその人が馴染み客になると店がつぶれてしまいがちであるとか(これはわたしです。べつに傾きかけた店を贔屓にするわけではないのですが、店にとっては疫病神でしょうね)、まあそのような不思議な「何か」というものは確

かに存在する。こじつけの説明をすることは可能だが、十分に納得のいく決定的な説を唱えるのは難しい。そして被害を受けやすい体質（？）の持ち主も間違いなく存在する気がします。

自分は被害を受けやすいと思っている人は、これら三つの要素を漠然と想像し、その組み合わせを以て自身の立場を理解しようとしているのでしょう。

屈折した自己肯定

それにしてもこれら三つの要素は、克服のしようがありません。智恵や努力ではどうにもならない。せいぜい他人や世間に隙を見せないように留意するくらいしか対抗策はないでしょう。でも隙を見せまいといつも気を張っている人なんて、何だか余裕に欠けてしまって、人間的な魅力からは程遠い。そのような人は、むしろ貧乏籤を引かされる可能性が高まりそうに思えてしまいます。

わたしの意見としましては、腹を立てたり泣き言を口にするのはよろしくない。と申しますのは、そのようなリアクションは、結局のところ自分は被害を受けやすい役回りであると自分に言い聞かせることに通じる。いつしか「被害を受けてこそのワタシである」と、無意識のうちに騙されたり迷惑を受けたり損害を被ることを期待するようになってしまうのですね。そんな奇妙なことがあるものかと不審に思われる読者も多いかもしれませんが、さきほどの③に自分が該当すると考えれば人生はシンプルかつユニークになる。まことに屈折した形で自己肯定をしているわけで、被害者になりがちなのは一種の個性という話になりましょう。それはあまり健康的な自己認識ではありません。嫌な目に遭ったら、対応すべきはきちんと対応し、あとは淡々とクールに行くべきです。

人が被害的になる時

さて、ごく普通の「まとも」な人が、老年期に差し掛かると（かなり唐突に）被害的になるといったケースがしばしば生じます。具体的には定年の前後に相当する時期と、あとはもう少し老いた時期ですね。この時期はうつ病が起きやすいときでもあります。もしかすると、その人の性格によって、被害的になるかうつ病的になるかが分かれてくるのかもしれない。

かつて職場の上司（精神科医）が、定年を目前にしていきなり被害的になってしまったことがありました。妄想に近かったですね。ことにわたしを敵視し、お前はオレを馬鹿にしたり悪口を言っているなどと詰る。実際に呼び出されて、耳許（みみもと）で「いい加減にしろよ」と囁（ささや）かれたことすらありました。この上司はエネルギッシュかつ優秀な人で、わたしにあれこれと仕事上のアドバイスなどしてくれていたのです。それなのに、急に人柄が変わってしまった。なるほどわたしには慇懃無礼なところがあるしシニカルなもの言いをしがちです。が、そんなことを上司はちゃんと理解していた筈です。それなのに、いったいどうしたことか。

後日分かったことですが、その上司は定年後の身の振り方がなかなか決まらなかったらしい（その上司のポストであれば、何もしなくても再就職の誘いがくるのが通常なのでした）。また職場の待遇に関しても、それまでの不満が一気に膨れ上がったようでした。さらに、仕事上、定年のタイミングで自分なりに成果を挙げたいことや「けじめ」をつけたいことがあったのに、それが思うようにいかない苛立ちもあったようです。そうしたことから、自分は自分なりに尽くしてきたのに、結果的には損をさせられたりしわ寄せを受け、それどころか足を引っ張られているみたいな気分に陥ったのでした。

結局、退職後しばらくしてからクリニックを開業したようなので（そして今も継続しているようなので）、やはり被害的かつ攻撃的な精神状態は一時的なものだったのでしょう。だが人生の節目というものは、予想以上に人の心を不安定にする場合があることを実感させられました。

後期高齢者に相当する世代の人が、突飛な被害妄想を顕現させることがあります。隣人が毒ガスでワタシを殺そうとしているとか（台所の隙間から夜九時になると、青いゴムホースを使って有毒ガスを送り込んでくる等、妙に具体的な説明をしたりします）、天井裏に誰かが棲み着いて悪さをする、などの訴えです。認知症であるのならともかく、そうではない。統合失調症などの病気でもない。年齢的に脳機能に多少なりとも衰えが生じ、そこに老化に伴う不自由さや不安が重なり、すると案外簡単に荒唐無稽な被害妄想が立ち上がってしまうようなのです。こうしたケースに、幻覚や妄想に効く薬を飲んでもらっても効果はありません。環境を変えたり、本人のよるべなさを払拭してあげるようなアプローチをしないと、症状は消えないようです。

わたしたちは、被害妄想と紙一重の人生を歩んでいるのだと言ってもあながち間違いではないでしょう。

不安だ

何か悲しいことや悪いこと、絶望的なことが起きるのではないかという漠然とした予感が、すなわち不安という感情に相当します。漠然としているがゆえに具体的な対策を講じるわけにもいかず、ただただ怖れや無力感に苛まれる。すると、しばしば焦りが生じ、あるいは気力を失い抑うつ的となる。いやはや「不安」はまことに苦痛に満ちた感情です。

もしも実際に辛い出来事や苦しい状況が自分の身に降りかかったら、そのときには「あなるほど、これが不安をもたらした元凶であったのか！」と納得がいくかもしれません。ひどい目に遭いつつも、宙ぶらりんな状態からはようやく解放され、つらさと安堵感という矛盾した二つの気持ちをいっぺんに味わうことになるかもしれない。でも悪い出来事がこれで「打ち止め」である確証はありません。次の瞬間には、もっとひどい目に遭うかもしれないとまたもや不安が復活しそうです……。

人類の破滅を前にして

デンマークの映画監督でラース・フォン・トリアーという人がいます。ものすごく後味の悪い映画を作るので有名で（『ダンサー・イン・ザ・ダーク』二〇〇〇年、など）、しかし素晴らしい才能の持ち主です。彼の作品に『メランコリア』（二〇一一年）という映画があります。内容を大雑把（おおざっぱ）に述べますと、ジャスティンという精神不安定な若い女性と、その姉であるクレアというしっかり者の女性がいる。ジャスティンは「うつ」と不安と躁とが混ざったような精神状態にあり、自らの結婚式を滅茶苦茶にしてしまったりと混乱を呈しています。

そうこうしているうちに、巨大な惑星メランコリアが地球に近づきつつあることが判明します。天文学者の計算によりメランコリアと地球との衝突は不可避となる。つまり、惑星同士の衝突による地球の破滅が目前に迫っている。その事実に、正常な人たちはショックを受けます。衝突の瞬間まで耐えきれずに、自暴自棄になったり、早々と自殺してしまう者もいる。だれもが激しく動揺する。ところがこのような状況になったとき、精神不安定であったジャスティンは逆に落ち着きを取り戻すのですね。そして冷静だった筈のクレアのほうが、平静さを失ってしまう。結局最後には全員が惑星衝突で死んでしまうわけですが、その直前にはジャスティンがクレアを力強く支えるのです。

破局を前にして精神不安定なジャスティンが平静となり、「まとも」であったクレアが混乱に陥ってしまう。この両者の立場の反転がまことに印象的でした。

おそらく強い不安に囚われている人も、人類の破滅が目前となったら将来に対する怖れなど払拭されてしまい、心に平和を取り戻すのではないのか。そのような仮説を敷衍(ふえん)するなら、今のように世界レベルで災害や悪疫が次々に人類に襲いかかってくるような暗い時代は、慢性的な不安に苦しむような人たちにとってはむしろ溶け込みやすいのかもしれません。コロナ禍において、ネットではそうした危機的状況を喜んでいるかのような書き込みが多く見受けられました。そのような書き込みをした人たちは、普段においては不安に押しつぶされそうな暮らしを営んでいるのかもしれません。

不安とともに暮らす

さて不安はなぜ起きるのか。一種の警戒アラームとしての不安感なら理解可能です。具体的な危機こそ迫ってはいなくとも、たとえばお金がないことで以前から苦労してきた人ならば、いつも買っているパンが十円値上がりしたことだけで心が過剰に反応し、自分では理由がはっきりしないまま胸の奥にうっすらと不安が広がるといった結果になるかもしれません。さらに、金銭的危機感を刺激するようなエピソードにいくつか遭遇するうち、さきほどの不安は（無意識のうちに）我慢しかねるほどに膨れ上がってしまう可能性はありましょう。そのような精神的アレルギー反応としての不安こそがわたしたちを戸惑わせ、あるいは真綿で首を絞めるように苦しめる。ついでに申せば、そうした精神的アレルギー反応を起こしやすい要因を列挙するなら、〈懸念〉〈疚しさ〉〈気後れ〉〈よるべなさ〉といったところでしょうか。

わたしは大学生の頃に、かなり強度かつ慢性的な不安に取り憑かれていました。なぜそんな不安に苦しまねばならないのか、理由を考えても分からない。もともとマイナス思考の傾向は強かったし、間違いなく心配性でした。強迫的傾向も目立った。ならばどうすれば心に平和が訪れるのでしょうか。性格に由来するところが大きいのは見当がつきますが、今さら性格を変えるなんて無理です。マイナス思考だって、それがあるからこそ用心深く生きていられるのであり、もしも自分がプラス思考だけの人間になったら調子に乗って人生を踏み誤るのは目に見えている。右に挙げた精神的アレルギー反応を起こしやすい要因に照らしてみるなら、生きていること自体に〈疚しさ〉を感じていた気がするのですが、そんなふうに考えてみてもまだまだ抽象レベルであって解決には程遠い。

あまりにも苦痛なので、せめてこの不安な気持ちを文章できちんと表現してみたらどうかと思い付きました。不安感そのものに雲を摑むようなところがあるわけですから、そのままではどうにもならない。昆虫標本をピンで標本箱の中に固定するように、言葉で不安な気持ちを固定してやったらどうか。

しかしそうした作業を行うには、豊富な語彙（ごい）や言い回しを駆使する必要がある。本来的に、かなり高度な文章力が求められます。そこに気付いたので、不安感が的確かつリアルに表現されていそうな本（やはり純文学系の小説が中心になりますね。ときには現代詩やエッセイも。哲学関連は、専門用語を使うがためにかえってリアリティーから遠ざかってしまうようで敬遠しました）を読み漁（あさ）り、巧みに表現されている箇所があったらそこをノートに書き写すといったことに夢中になっていた時期がありました。自分なりに、かなりシリアスな行為だったのです。

現在住んでいる家に引っ越してくる際に、引き出しの奥からそのときのノートを見つけ出しました。手書きの文字そのものがいかにも不安そうな筆跡で、我ながら苦笑してしまったものです。書き写した文章は、島尾敏雄の作品からのものが多かったのが印象的でした。浮気をきっかけに妻がヒステリー様の発作を起こすようになり、島尾はその罪悪感から激しい不安につきまとわれるようになる。一家で平和に過ごしていても、その平和が逆に不安を呼び寄せてしまう。そうした経緯を精密かつ喚起力にあふれた筆致で書き記していく。もちろん学生のわたしに浮気がどうしたなんて話は関係がありませんでしたが、不安をめぐる記述はまことに身につまされ、また表現の方法について示唆的なのでした。

このように「書き写す」行為や、実際に自分でも不安を描写してみる——そうした試みが、抗不安薬のような効果を示したわけではありません。が、むしろ不安とマゾヒスティックに戯れる方法を学んだような気がします。今でもなお、わたしは不安とともに暮らしています。おそらく死ぬまで不安と縁は切れないでしょう。

ところで統合失調症の患者さんは、発病の当初に、ときとして「世界没落体験」というものを味わうらしい。ドイツ語でWeltuntergangserlebnisです。これは途方もない病的不安感であり、あたかもこの世の終わりが到来したとか、革命が勃発した等の、もはや自分なんていう矮小な存在など消し飛んでしまうような種類の不安だといいます。そういった不安に比べれば、当方の不安なんて野生のオオカミに対するチワワみたいに可愛いものに違いありません。

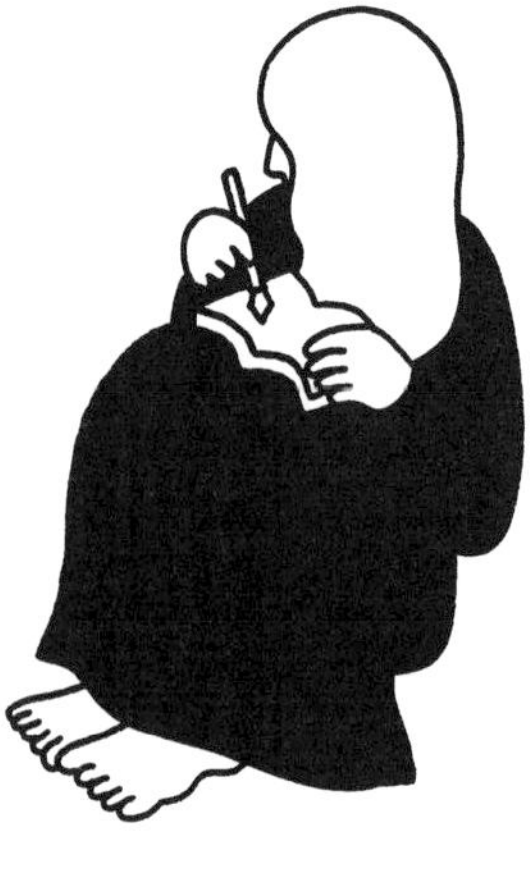

プライドが邪魔する

調理師免許を持った初老の男性がいました。商店街の小さなレストランにコックとして雇われ、長いあいだ頼りにされてきましたが、不景気で店がつぶれてしまった。別な店で働こうと仕事先を探しましたが、コネもありませんし、募集しているのはアルバイトばかりです。実際に調理をする人はもう余っているらしい。下働きや客の注文を受ける仕事は経験が浅くても勤まるし、それならば若い人をバイトで雇ったほうが安上がりで都合がいいということのようです。なまじっか実務経験が十分にありしかも調理師免許なんか所持しているシニアは、給料をそれなりに設定しないとならないので、むしろ煙たがられてしまう。

でも、いつまでも失業保険に頼っているわけにもいきません。窮余（きゅうよ）の策として、バイトでも構わないからと雇ってもらうのはどうか。そうすれば、いずれ調理師としての腕を振るうチャンスも出て来るかもしれない。そんなふうに考えてみたりもするのですが、キャリアもあるし調理師免許も所持しているのに素人の学生アルバイトと同じ仕事をするなんて、やはり気が進まない。プライドが邪魔して、そんなことならいっそ警備員とか清掃の仕事でもしたほうがよほど精神衛生的にはマシである。と思いつつも、どうにも踏ん切りがつかずにその男性は頭を抱えていたのでした。

結局その男性は、毎日悶々としているうちに不眠や抑うつが目立ってきて、遂に妻に付き添われて精神科受診となりました。来院時には、働く意欲どころか生きているのも億劫だなどと小声で呟いていました。

それにしてもプライドというのは両刃の剣だなあと思わざるを得ません。なるほどプライドがあってこそ、忍耐力や向上心も生まれるのでしょう。日々の充実感も、それを裏打ちしているのはプライドだろう。だが、プライドがあるからこそ承認欲求が生まれ、それが満たされないと不平が心の中に広がってくる。ときにプライドは高慢な態度や振る舞いに通じてしまい、それは自分の価値を下げてしまう。

プライドは主観そのものです。資格や免許、地位やキャリアがプライドを担保している場合は多いかもしれませんが、それでもなおプライドは主観の産物であり、ときには幻想や妄想に近い場合さえある（ことに容姿とか才能に関して、そうした傾向が生じやすいようです）。相応に周囲がプライドに見合った敬意を払ってくれたり一目置いてくれれば問題はありませんけれど、そこで主観と客観とに齟齬が生じる場合も稀ではありません。その場合に当人が、ああ自分は思い違いをしていたなあ、自惚れていたなあなんて自己修正を図るケースはまずない。見くびられた、侮辱された、ナメられたなどと被害的になり、激しく怒り、恨むのが普通でしょう。

どうやらプライドは恥という概念と表裏一体を成しているらしいところに、厄介さの原因がありそうです。

なかなか割り切れるものではない

ここで「プライドが邪魔する」とは正反対を意味する表現を考えてみます。ひとつは「割り切る」であり、もうひとつには「なりふり構わぬ」といったものが思い浮かぶのですがいかがでしょうか。

まず、「割り切る」について。冒頭のケースに関して申せば、調理師免許だとかキャリア――そうしたものがあろうがなかろうが、とにかく今重要なのは働いて生活費を稼ぎ出すことです。自分の意に沿わなくても、そんなことは決して恥ずかしい案件ではあるまい。もしかすると、自分を侮（あなど）ったり過小評価する者が出て来るかもしれないが、だからどうしたというのだ？　そんな奴は無視して、「稼ぐ」という目標に集中するほうが大切に決まっているではないか。こうしたきっぱりとした姿勢は、ときに清々しかったり、当人の器の大きさを窺わせたり、ある種の育ちの良さを感じさせたりするものです。

でも割り切ることのできない人がいます。理由のひとつは、プライドを保持できていたときには他人を見下したり侮っていたからかもしれません。そのような傲慢さは、立場が逆転してみれば屈辱と感じられるに違いありません。まあ自業自得といったニュアンスが伴っていますね。

もうひとつの理由は、自分自身についての勝手な（主観的な）イメージに固執しているからでしょう。オレは偉い、カッコいい、優れているなどと内心思っていたら、それとは相反するイメージの役回りは拒否したくなるのが当然ではありません。自己否定になってしまうし、冗談で済む話でもない。いや、あなたの抱いている自己肯定的なイメージのほうが冗談に近いと思いますよとツッコミを入れたくなりますが、さすがにそこまでしたら永遠に憎まれるでしょう。世の中、驚くばかりに「隠れナルシスト」は多いものです（ルックスのみならず、能力や才覚に関しても）。

さらにもうひとつの理由は、自分に対する懐疑でしょうね。自信満々であると同時に、それを心の隅で薄々疑っている者は多い。まあだから承認欲求がいつも溢れ出ているのでしょうが。彼らは、プライドが邪魔するような役回りを引き受けたら、それがあまりにも自分にフィットしてしまうのではないか、そこに安住して抜け出せなくなるのではないのか、といった心配をしています。そのまま「あんたにはそれがお似合いさ」と周囲から決めつけられてしまうのではないか、と。

そんな次第で、理屈では分かっていても、心情的にはなかなか割り切ることは難しい。割り切るのを怖れない人は勇者だと思いますね。

なりふり構ってなんかいられない、プライドなんて邪魔なだけだ、といった姿勢も「割り切る」のに似ている気はしますが、たぶん腹の据え方が違うのでしょうね。どんなに気取った人間だって、テロリストに銃口を向けられたらなりふり構わず命乞いをするでしょう。でも非常時でもないのに「なりふり構わぬ」を実行できる人は、これは皮肉でもなんでもなく申しますが、ある種の才能の持ち主なのかもしれません。

プライドが邪魔しない例

プライドに関しては、他人事ならばおおむね心の動きは推察できるものです。しかし、たまには想像力が及ばない場合もあります。

ある著明な日本人画家T氏について、人生の軌跡を調べてみたことがあります。とにかく名誉欲や金銭欲が強い。いわば俗物の権化みたいで、ただし絵の才能（通俗的な絵で、だから人気もあったのですが）を前提としているので強烈なプライドを持っていてもそこには納得がいきます。芸術院会員にまでなれたのですから立派です。

T氏の絵は、まことに特徴的で同じパターンの繰り返しでした。そういった点では、芸術品というよりも工芸品に近かった。量産のために、弟子たちが代筆とまではいかなくてもかなり制作に関与していました。そのようなスタッフの一人に、T氏の死後も画風を受け継ぐと宣言し、クローン人間のように同じスタイルの絵を延々と描き続けた画家A氏がいました。

画家には表現欲求とプライドとが不可欠ではないでしょうか。師に当たるT氏が亡くなったら、やっと解放されたとばかりに自分なりの画風を展開するのが自然ではあるまいか。金銭的な悩みがあったとしても、二代目T画伯を名乗るような真似は「プライドが邪魔する」のでは？　しかしそうではなかったこのケースを知って、わたしはかなり当惑してしまったのです。それは「割り切る」でもなく、「なりふり構わぬ」でもなく、もしかするとT氏への心酔とか忠義とか、そういったものだったのかもしれません。だがそれにしても、プライドが邪魔をしない実例を知るとそのほうがむしろ衝撃を与えてくるところに人間の業の深さが見えてくるように思われるのです。

ぶれる

かつて都立精神保健福祉センターというところに勤務していた時期があります。保健所の精神保健部門を統括しているような役所ですね。東京都には伊豆七島や小笠原諸島が含まれ、そこには精神科の病院やクリニックがありません。そこで定期的にセンターから医師と看護師が派遣されて巡回相談や診察を行います。そうした業務でときおり島に渡っていたのですが、保健所関連では獣医もまた必要不可欠な存在です。少なくとも精神科医よりは獣医のほうが需要は高い。そんな次第である獣医の男性と知り合いになりました。彼は奥さんと二人暮らしで、東京都に所属する獣医として島々に数ヶ月ずつ滞在しながら移住をしていく生活を送っていました。

都の職員といった身分ですから、給料はあまり良くない。東京の管轄であっても、僻地（へきち）住まいに近い暮らしを強いられる。おまけに住む場所も一定しない。ただしストレスは少ない。地元の人たちと懇意になれば、都会よりも気楽でのんびりした暮らしを送れるし、きちんと敬意を払ってもらえる。そしてその獣医氏の趣味は木版画の制作でした。今自分が住んでいる場所の風景を版画で描く。もはや趣味というよりもプロの領域に達しているようで、その点においても自己実現が成立しています。獣医氏の暮らしぶりは、価値観や生きる意味において、自分でしっかり納得がいくように調整されています。ときには便利で賑（にぎ）やかな都会生活や、もっと名誉や金銭に恵まれる暮らしに惹かれることもあるでしょうが、結局のところ彼は「ぶれない」。自身に馴染む生き方を、肩肘（かたひじ）張らずに実践しています。わたしは彼の暮らしそのものを羨ましくは思わなかったものの、迷ったり後悔したりせずまっすぐに生きて行くその姿勢に感銘を受けたのでした。

　わたしたちは移り気です。すぐに「あっちにすればよかったかなあ」と未練がましくなったり、隣の芝が青く見えたり、判断を誤ってしまったかのような不安に駆られる。そもそも自分でこうしようと決めたとしても、ある程度時間が経てば慣れが生じ、新鮮さも活気も失われてくる。自分が選ばなかった選択肢のほうは、相変わらずみずみずしさに満ちていますから、何だか失敗した気分になる。そこで方針を変更したら、すなわち「ぶれる」ということになる。自身でも「ぶれてしまった」と感じますから、そこでいよいよ自己嫌悪に近い感情が生じてしまう。

大丈夫？

一般に、ぶれないことは美徳とされています。初志貫徹が大切であり、石の上にも三年といった覚悟が必要だ。修正や変更には飽きっぽい、根性がない、無節操といったニュアンスが伴ってよろしくない。「普段言っていることとは違う発言だねえ」などと揶揄されるような内容を口にする人物は、二枚舌の持ち主として信用されませんし、一定の自己イメージを保持しようとしない人間は胡散臭く思われます。

だが、ぶれないことが美徳とは限りません。

内科系の医学雑誌で、患者を安心させるために医療者はどんな言葉を使っているか——そのようなアンケートを取って実例と解説を載せている記事を読んだことがあります。すごく気の利いた言葉は見当たらなくて落胆しましたが、それよりも患者の不安を取り除く表現として「大丈夫、大丈夫」というのが示されていて驚きました。なぜなら、医療者は自分の言葉に責任を持たねばなりません。たとえば末期癌の患者にそれを告げたときにも「大丈夫、大丈夫」と言うのか。ちっとも大丈夫ではないだろうに、そうした過酷な事実を踏まえたうえで気を落ち着けさせる言葉は何かと尋ねているのではなかったのだろうか。「大丈夫、大丈夫」では無責任ではないのか。嘘を吐いているだけではないのか。それとも「嘘も方便」と主張したいのか。まあそれはそれとして、その医療者がどんなときにも患者に向かって「大丈夫、大丈夫」と言い続けられるとしたら、その「ぶれない」様子はものすごい包容力（あるいはカリスマ性）か、さもなければ不誠実な雰囲気か、そのどちらかを醸し出すのだろうなあと思ったのでした。たとえ気休めでも、「大丈夫、大丈夫」と言い続けられる度胸がわたしにはありません。

結局のところ、ぶれないように映っても、実はそれが怠惰とか不誠実、形骸化、柔軟性の欠如などと結びついているケースが散見されるように思えるのです。

ぶれる病・ぶれない病

精神疾患と「ぶれる」との関係を考えてみます。不安が強いと、ぶれがちになる。いやむしろ、おろおろ・そわそわといった状態の帰結として「ぶれる」のでしょう。躁状態では、気分が浮つきます。軽薄かつ気まぐれになり、しかも精神にブレーキが利きにくくなる。結果として「ぶれまくる」。疾患そのものの治療が必要です。

逆に「ぶれない」ことが問題となる場合もあります。うつ病になりがちな人は、その性格において真面目・熱心・几帳面といった特徴があります。こつこつと地道に努力する頑張り屋といった次第で、そのような人は退屈なくらいに変化の乏しい環境のほうが能力を発揮できます。彼らには「ぶれる」のが安心や安定を脅かす事態と同義であり（ぶれることで新しい局面や可能性が展開するかも、といった発想はありません）、換言すれば臨機応変とか当意即妙といった器用さには欠けているのですね。だから今までとはまるで違った仕事内容の職場に転勤になったとか、昇進したとか（これも仕事内容や環境が激変する）、離婚したとか、そういった変化についていけないことが多い。そこで破綻してうつ病に陥ってしまう。

精神が不安定になってきますと、心が破綻してしまうのを防ぐべく、一貫性だとか形式へ過剰にこだわる場合があります。そのひとつは強迫性障害でしょう（【こだわってしまう】の項目も参照のこと）。頑なになることで心の決壊を防いでいるのであり、それこそ「ぶれたらオシマイ」といった切実さがある。

病的幾何学主義（病的合理主義）という言葉が精神医学にはありまして、これは統合失調症の患者さんがしばしば融通のまったく利かない杓子定規な態度を取ることを示します。料理で厨房に立つとき、大根を厚さ一センチに切れと言われたら、実際に定規を持ち出して正確に一センチを測ろうとするような、ときにコントみたいな行動を取ることすらある。でもこれもまた「ぶれたらオシマイ」的な切実さが根底には横たわっているようです。

ぶれないこととフレキシビリティーとをどのように両立させるかが、結局は重要な課題となってきましょう。留意すべきことのひとつは、〈ぶれる・ぶれない〉と〈良い・悪い〉とを安易に結びつけないことでしょう。視野の狭い価値観を持ち出すと、自縄自縛の罠(わな)に嵌(はま)ってしまいます。もうひとつは、〈ぶれる・ぶれない〉にはそれぞれ長所も短所もあるということです。冒頭で述べた獣医氏は、自分で満足しているわけですから何の問題もない。だが自分の能力や可能性を一定の枠内に閉じ込めてしまったという点では、ちょっと勿体(もったい)なかったかもしれません。とは言うもののすべてを「いいとこ採り」するわけにはいきませんから、その辺りの折り合いを（ある種の諦念も含めて）獣医氏は上手くつけているということでしょう。

　娯楽小説のジャンルに、冒険小説というものがあります。主人公は、基本的に「ぶれない」人物です。最初はぶれまくるような人間であっても、最終的には腹を括って「ぶれないキャラの持ち主」として波瀾万丈(はらんばんじょう)の冒険行為を成し遂げる。こういった小説の読者はどんな人たちなのかと考えることがあります。自分はつい「ぶれて」しまうので冒険小説に憧れを託すのか。それとも「ぶれない」人間なので自己肯定の手段として冒険小説にのめり込むのか。ちなみにわたしは前者のタイプです。

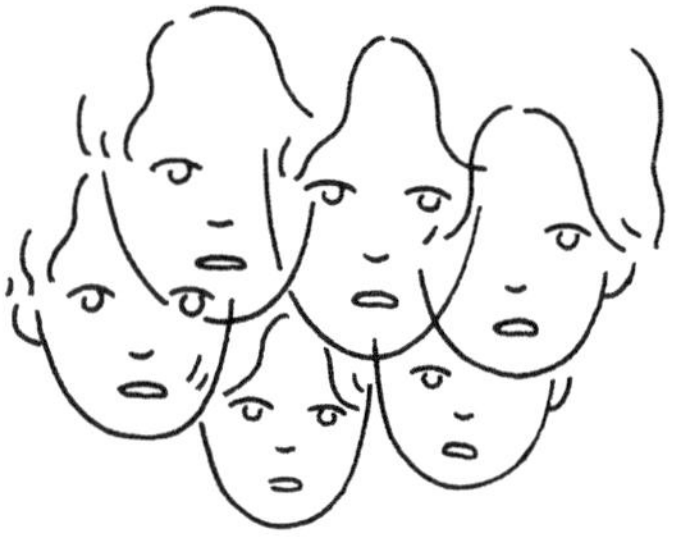

待てない

原稿を書くうえで急遽必要になった本がありました。学術書ではありません。小説です。島田清次郎の『我世に敗れたり』（春秋社、一九二四年）という作品で、国会図書館に行けば閲覧できそうですが、どうも面倒で気が進まない。古本屋をネットで検索してみたら、一軒だけ扱っている店がありました。値段は一万円。資料として読むだけで、人生の糧として欲しいわけではないので躊躇してしまいました。でもこれを読まずに原稿を書くのは、いまひとつ行き届かない仕事をしている気になってしまう。やはり入手しないわけにはいかない。それに、欠席の返事を出したばかりの会合の会費がやはり一万円だったことを思い出し、あんなつまらない会合に参加したと思えば、と自分を説得して注文したのでした。

九州にある業者で、ちゃんと店舗も営んでいる。カード決済で構わない、入金を確認したらすぐ本を送るとのことでした。すぐに支払いを済ませ、書物の到着を待つことになりました。メールの文面からは、数日のうちには届きそうでした。

ところが一週間経っても本は来ません。二週間経っても来ない。照会のメールを送ってみたものの、返事すらない。三週間後も、荷物もメールの返信もありません。原稿は、不本意ながらこの本をスルーして書くことになってしまいました。それがために、音沙汰の無いことに余計腹が立ちます。メールを複数回送っても無視されているようなので、四週間を迎えてから手紙を出しました。商道徳に照らしていかがなものかと、ねちねち絡むような内容の手紙です。それでも連絡がありません。

詐欺だろうかと疑いましたが、店舗は実在しているようですし、いまひとつ犯罪の印象は乏しい。二ヶ月目に、とにかく連絡を寄越せ、さもなければ警察に訴えるぞと「怒りの手紙」を送りましたが、やっぱり反応はありません。憮然(ぶぜん)とした気持ちでいたら、十週目に店主の親族と名乗る人からメールが来ました。店主はわたしが注文をした日の晩(！)に脳卒中で急逝してしまったというのです。たった一人で経営していたせいもあり、事後処理が業界を知らぬ身ゆえに手間取ってしまった。本日、手紙やメールをやっと拝見した。すぐに本は送るのでご容赦いただきたい、と。

わたしは勝手に怠惰で無責任な店主の姿を想像して立腹していたのに、彼は呆気なく亡くなっていたのでした。死者に宛てて、非難のメールや手紙をわたしは送りつけていたのでした。大いに恐縮し、お悔やみの連絡はしましたが後味がよろしくない。本も届きましたが、いまさら必要もなくなってしまいましたし、これが一万円かと思うとげんなりした気分にさせられてしまうのでした。

妄想的な怒り

待つという行為は、当初は期待に胸を膨らませていても、待たされている時間があまりにも長引くと怒りに変貌します。待っているあいだに、さまざまな（被害的トーンの）想像をしてしまい、それが怒りを倍加させるようです。ときには妄想レベルの怒りにまでなってしまう。わたしが古本屋の亡くなった主人を怠惰で無責任で強欲な人物だろうと思い込んでしまったように。

そもそも待つという行為には、人を妄想的にさせるような要素が揃っています。その要素を列挙してみるなら、

①孤独感。
②無力感。
③不条理感。

――これら三つでしょう。①の孤独感ですが、人を待つとか知らせを待つとか結果を待つとか順番を待つとか、大概は一人で待つものでしょう。グループで待つこともありましょうが、基本は一人でじっと待つ。待つしかない。何だか世間の流れから降りて、自分だ

けが宙ぶらりんの状態に置かれているように感じる。それは孤独感に通じ、孤独なときは現実感が希薄になりがちですから思考が暴走しやすい。

待っているあいだは、為す術もない。主導権は向こうにあります。文句も言えないし抗議もできない。それが②の無力感を招来する。さらに、待たされる身になってしまったことが、どこか運命に弄ばれているというか一方的に不本意な状況に追い込まれてしまったみたいな釈然としない気持ちを喚起します。それが③の不条理感というわけです。そして①〜③が重なり合うと、被害妄想に近いものが立ち上がってくる。

待ち合わせをして相手が一時間遅れて来ようとも（もちろん何の連絡もなしで）、立腹せずに待っていられる人がいます。おおらかなのか、人としての器が大きいのか、それとも鈍感なのか。少なくとも妄想傾向はないのでしょうね。孤独感や無力感とはおそらく縁が薄い。それって、かなり幸福な人生を示唆しているのかもしれません。

待てない人は、結局のところ、待っているあいだに怒りや不安が心の中に広がってしまうわけです。そのメカニズムにはいくつかのタイプがあるようです。

精神的な無防備状態

しばしば待たされることは、相手に「ないがしろ」にされたとか軽視された、馬鹿にされたといった感覚に結びつくようです。こちらを尊重し大切に思っていたなら、こんなに待たせる筈がなかろうという理屈です。確かに一理ある。でもそうではない場合（不可抗力とかミスとか）もある。が、「そうではない場合」なんか、怒りに染まっていたら斟酌（しんしゃく）なんかしませんよね。

嫌な目に遭わされたり、悪意に曝されたり等の経験が重なっていると、それが世間でいうところのトラウマになっているかもしれません。すっかり過敏になり、被害的になっている。そんなときに延々と待たされるような羽目に陥れば、トラウマが蘇ってくる可能性はありましょう。多くの人が感じる以上の苦痛を覚えるだろう。

トラウマに近い話ですが、運命論的な発想も関与することがありそうです。実はわたし自身の話なのですが、日常的にどうも運が悪い。レストランでわたしだけオーダーを忘れられるとか、買い物で不良品を引き当てるとか、なぜか自分だけオマケを貰えなかったとか、そういった確率がきわめて高いのです（古本を注文した当日の晩に相手が死んでしまうとか、も）。知人にそのことを話してわたしの振る舞いを観察して貰ったことがありますが、「いや、本当に運が悪いね」と呆れられました。あながち当方の思い込みだけではなかったのです。そうした下地があるものですから、待つということにおいても不当に長く待たされたり忘れられる危険が大きいと思っている。そして「案の定」ということになりますと、必要以上に怒りや不条理感に囚われる次第です。

あるいは、もともと不安感の強い人は、待たされているというその空白の時間帯に、待ってましたとばかりに不安が膨らみがちのようだ。待つというのは相手を信ずるというプロセスが介入するわけですが、そこがぐらつきがちなのですから、なおさら苦痛が大きくなりそうです。

まったくのところ、待っている状態は人を精神的に無防備な状態に追い込みます。ならば、そこでどうしても各自の精神的な問題が析出しがちとなるのでしょう。

なお、さきほど挙げた「人を妄想的にさせる三要素」、すなわち①孤独感、②無力感、③不条理感ですけれど、これらは「人をうつ病や適応障害にさせかねない三要素」でもあります。たとえば職場で精神的に身動きが取れなくなるケースって、おおむね三つが揃ったときですよね。相談する相手がおらず、裁量権が与えられず、いつまでこの状況が続くのか分からない――そんなときに人の心は破綻する。待たされるつらさは、ブラックな職場環境と似ているようでもあります。

見捨てられた気分だ

雑誌で連載だとか多少手間の掛かった仕事をしますと、以後、定期的にその雑誌が送られてくることが多い。また仕事を依頼しますからよろしく、といった顔つなぎの意味があるのでしょう。ただし、必ずしもまた仕事の機会が訪れるとは限りません（担当者が配置転換になったりとか）。そうなると、一定期間は惰性のように送られてきた雑誌が、あるときを境に突然来なくなる。大概は、「そういえばあの雑誌、送ってこなくなったな」と一、二ヶ月後に気付く。これって、ものすごく嫌な気分なんですよね。いきなり三行半（みくだりはん）を突きつけられたような、あるいは「もう、お前なんか用済みだよ。才能も可能性もないから、縁を切りますね。いちいち雑誌を毎号送るなんて、金の無駄さ」と耳元で囁かれた気分になる。それどころか、出版関連のみならず世間そのものから見捨てられたみたいな感覚に陥って意気消沈してしまう。向こうは、こちらの気持ちなんて想像もつかないでしょうけれど。

　おそらくわたしのほうが過敏かつ被害的なのだと思います。こんな話はごく日常的な出来事に過ぎず、そこに過剰な意味を読み取ってショックを受けるなんていうのは、つまり自分に自信がない証拠で、それをまるで相手が無神経かつ冷酷であるかのように考えるところがオカシイ——と、そのように判定するのが健全な精神でありましょう。まったくその通りです。が、人の心はいつも・あらゆる局面において、健全とは限らないのもまた事実でしょう。

たまたまだと思えるか

ちょっと心に引っかかるような出来事に遭遇したとします。そのときに、①ああ、たまにはこんなこともあるんだろうなあ。といった具合にドライに受け止め、あっさりと受け流してしまえる人がいます。仕事を依頼するチャンスに恵まれなかったんだから、そうなると一定期間が経てば、出版社側としては雑誌を送るのを中止して当然だよなあ、と。

いっぽう、②この出来事はすなわち氷山の一角であり、予兆でもある。油断しているあいだに自分が出版関連どころか世の中から見捨てられつつあるという事実を、さりげなく指し示しているのだ。それに気付かないなんて鈍感なだけだろう。無作為抽出で選び出した工業製品が不良品だった場合、製品管理の立場からは、それを「たまたま」「偶然」なんて暢気（のんき）には考えない。同じラインで製造した製品はもはや「すべて駄目」という前提で処理をする。そういった発想に近いのかもしれません。これはシビアであると同時にいささか妄想的でもある。人と組織との付き合いと、工業製品の品質管理とでは次元が違う筈だ。でも説得力を感じる人はいます、わたしのように。

①のような発想のほうが生きやすいに違いない。いささか無頓着なほうが、精神衛生上はよろしい。②は深読みが過ぎるし妄想的だし、それが嵩じると誰かを逆恨みしたり自暴自棄となりかねない。でも、たまには「まさにその通り。杞憂なんかではなかった」というケースもあるわけです。あくまでも、ごく「たまに」ですが。

そんな次第で②の思考はいわば正常と異常の中間といった感触があります。その半端さゆえに、当人も戸惑ったり苦しむことになる。

いつも②のようなことばかり感じたり考えて苦しむ人たちがいます。そのような人たちの一部は、精神科においては境界性パーソナリティー障害（Borderline Personality Disorder 通称ＢＰＤ）と診断されます。彼ら（頻度では女性の方が高いので、彼女らと表現すべきかもしれませんが、ここでは性別には拘泥（こうでい）せず「彼ら」と表記します）は相手の些細な言動から「わたしは見捨てられた」と判断し、絶望的になったり恨んだり混乱に陥ります。これを「見捨てられ不安」と称します。ちなみに彼らにはもうひとつの特性があり、それは「衝動性」です。「見捨てられ不安」と「衝動性」が合体すると、自殺未遂や自分を傷つける行為、ときには当てつけや復讐などが出現します。

「さようなら」

かつて外来で面接を重ねていた若いＢＰＤの女性がいます。その彼女が、わたしの外来を訪れた日の晩に自殺未遂を起こしたことがありました。べつに診察室でトラブルがあったわけではない。が、それにしても、よりにもよって精神科医と会った当日の晩に自殺未遂というのは、穏やかならざる話です。何があったのか？

原因は面接の中身そのものではありませんでした。面接が済むと、医者と患者、お互いに挨拶を交わして終了となります。医者のほうは、「お大事に」と言うのがスタンダードでしょう。さてわたしはそのときに、なぜか「さようなら」と言ったのでした。さようならという言葉は、実は非常に幅の広い意味を含み得る。「ごきげんよう、また次回ね」といった親しみのこもった言葉として発せられる場合もあれば、「もうあんたにはウンザリだよ。これで最後だ、もう再び顔を合わせることなんてないだろうよ」といった完全拒否ないしは拒絶の意味合いを含むことすらある。どんな文脈で発せられたか、どんな声の質やイントネーションで語られたかで、意味に大きな違いが出てくるわけです。「さようなら」は、考えようによってはまことにデリケートで危険な言葉なんですね。

彼女は、わたしが口にした「さようなら」に、なぜか拒絶の意味を見出しました。まさに「見捨てられ不安」を実感した。そこで悲しみのあまりに取り乱して衝動的に自殺を図ったということなのでした。

　この案件は医者と患者、どちらに問題があったのでしょう。表面的には、「さようなら」を深読みして暴走した彼女が悪いように思えます。しかし実際のところ、わたしはいくら面接を重ねても内省の深まらない彼女にいささか辟易していました。密かに陰性感情が生じていたかもしれない。そのあたりから導き出された悪意が、無意識のうちに（なぜなら、わたし自身はさようならと言ったことを記憶していませんでした）あえて誤解される形で「さようなら」と発していた可能性がある。そうなると当方は加害者に相当するでしょう、たとえ無意識であっても。さすがに頭を抱えてしまい、ひどく苦い経験となったのでした。彼女が命を落とさなかったのが救いです。

　BPDの人は往々にしてこのような過敏さを示します。それどころか、相手を試すといった不可解な行為をすることすらある。見捨てられ不安を覚えるのがつらいあまりに、わざと相手を困らせたり怒らせたりする。それをクリアできれば「わたしは見捨てられずに済むだろう」と安心感を覚えられる筈だと考えるのですが、現実には逆効果のほうが多くて当人はますます傷つき、相手も迷惑を受ける結果となってしまう。それこそ恋人に対して、わざわざ浮気をしているように見せつけて反応を窺うような真似をするわけです。あなたを試したのだ、なんて説明しても相手は理解してくれないでしょうね。にもかかわらずそんなことをしてしまう。

生きていくために必要な能力のひとつとして、適度な楽天性だとか脳天気さといったものがあります。「ま、どうにかなるさ」「人間の本質は、そう悪いものじゃないよ」「視点を変えてみれば、誰にもそれなりの事情があるからね」「いいこともあれば、悪いこともある。ツイていないときは、じっと待つのが一番さ」といった調子で（まるでスヌーピーの処世訓ですね）やっていくのが賢明です。それが難しい人が、「見捨てられた」と悩みがちになる。ときには生育史においてネグレクトに近い体験をしたり、他人に不信感しか覚えられないような目に遭ったりしたがための場合もありますが、せめて思い込みで決めつけないような柔軟性を持ち、人間の善なる面にも目を向ける習慣が必要と思われます。

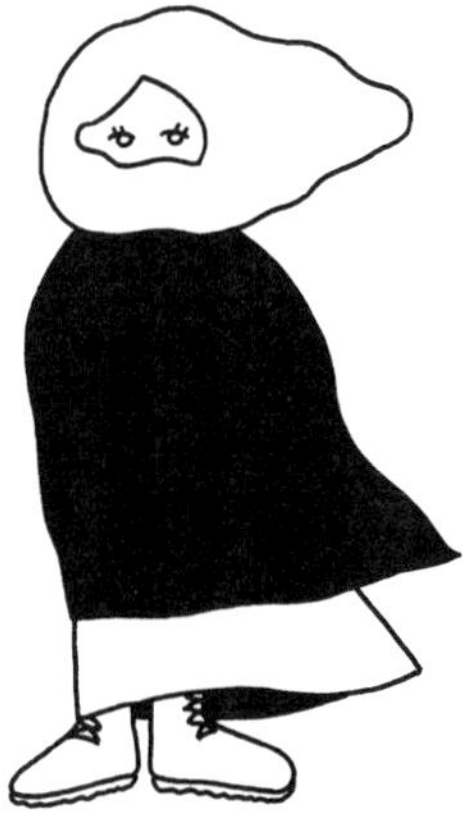

ムカつくったらありゃしない

まずは自分がムカついた体験を書いてこの項目をスタートさせようと思ったのですが、記憶の中からムカつき体験を取り出しつつ「このエピソードには長ったらしい説明が必要になってしまうなあ」「この話を披露したら、むしろわたしの人格を疑われそうだ」「この出来事は月並み過ぎて書く意味がないなあ」などと吟味（ぎんみ）しているうちに、すっかりムカつきの自家中毒になってしまいました。これ以上嫌な思い出と次々に向き合っていくと心が荒んできそうなので、冒頭部分は割愛します。

さて、ムカつくのと腹が立つのとは同義と考えてよいのでしょうか。どちらも怒りが喚起されるという点では同じかもしれません。だがわたしとしては、「ムカつく」というのは感情的な側面において「許せん！」といった気持ちがより多く含まれているような気がします。理性的に状況を考査した結果、腹を立てる（軽度の場合には、眉を顰めるのでしょう）といったケースはありましょう。しかしムカつくのは瞬時の判断および反応であり、それは多くの場合、「失礼だろ！」「卑怯じゃないか」という二つのフレーズに収斂（しゅうれん）しそうな気がするのですね。あるいは「ナメられた」「ないがしろにされた」

といった感触へのリアクションと言えるかもしれません。

罪を憎んで人を憎まず、といった言葉がありますよね。孔子が言ったのでしたっけ。まあそういった寛容な精神も分からないでもありませんが、ムカついたときには完全に逆ですね。人を憎んで罪を憎まず、さもなければ罪も人も憎むぞ状態になってしまう。まさに「お前、絶対に許さんぞ」モードとなってしまう。それというのも、やはり「失礼」「卑怯」といった具合に加害者の人間性を生々しく感じ取ってしまうところがムカつき案件には備わっているからでしょう。

クレーマーのように

ムカつく気持ちを考察するには、クレーマーの心情を参考にするとよろしいかもしれません。そんなことを申しますと、ムカついた経験を必ずやお持ちであろう読者諸氏は「何を言っているんだ。オレはクレーマーなんかになったことはないぞ。あんな気色の悪い奴等と一緒にするな」と反論されるでしょう。その心境は分かりますが、クレーマーは人迷惑で「うざい」存在であるのみならず、わたしたちの心の一部を戯画化した存在でもあることを思い出しましょう。つまり彼らの気持ちを探ってみますと、わたしたちと共通したものが少なからずある。ただしわたしたちはそれを人前で開陳したりはしません。でも彼らは平気で開陳する。だから戯画化された存在ということになる。

なぜクレーマーは、あんな些細なことで怒り心頭に発し粘着するのでしょうか。彼らの心情において重要な要素を書き出してみます。

①自分は小馬鹿にされているのではないか。侮られているのではないか？

②こちらの気持ち、こちらの事情を汲み取ろうとしなかった相手への憤慨。

③無視したり、小手先の対応で誤魔化そうという相手の態度（あくまでもクレーマー側にはそのように映ったということで、真偽は別問題）への義憤。

④こんな不快な気分にさせられたオレは、相手に何をしても許されるだけの権利がある、という被害者意識および（歪んだ）権利意識。

⑤いったん怒りに火が点くと、「坊主憎けりゃ袈裟まで憎い」といった具合に、怒りがあれよあれよとエスカレートしていく傾向。

これらのうち①と②が、「失礼だろ！」に相当します。③は「卑怯じゃないか」に相当する。そして④⑤がクレーマーに顕著な病理ということになります（おそらくパーソナリティーにおける病理に根差している）。

さてわたしたちは、相手に悪意や卑劣な意志があればムカつくのは当然だ。ことさら悪意や卑劣な意志がなくても、高慢で怠惰で鈍感な精神のありよう（つまり①と②）はやはり許せない。ただし本当に相手は高慢で怠惰で鈍感なのかどうか。その裁定はなかなか難しいものです。

おしなべてクレーマーたちは雄弁かつ理路整然と相手が「高慢で怠惰で鈍感」である証拠を述べ立て、しかも「無視したり、小手先の対応で誤魔化そうとした」と主張します。なるほど筋はそれなりに通っている。だからクレーマーは主張を繰り返すたびに自分は正しい（すなわち相手は許せない）という思いを強くしていく。ますます声高になっていく。けれども、かれらの主張を構成する証拠のそれぞれは、十中八九思い込みのバイアスを加えられています。口元の笑みは親しみや愛想を示すサインではなく嘲（あざけ）りのサインであり、言い間違いは単純なミスではなく邪悪な思考の反映であり、相手を待たせるのは相応の理由があろうと本質的には相手を軽視した振る舞いであるといった具合に。別な可能性については、平然とそれを切り捨てる。なぜ切り捨てるのかと尋ねても、「そんなことは一目瞭然、誰にだって分かるのだから考慮に値しない」と答える。その答こそ「高慢で怠惰で鈍感」なんじゃないでしょうか、なんて指摘したらまさに火にガソリンでしょうね。

いずれにせよ、わたしたちがムカつくときもクレーマーが抗議をするときも、相手は失礼で卑怯だと感じている。ナメられ、ないがしろにされたと感じている。こうした気分に駆られると、落としどころがなくなりますね。自分で自分をなだめすかそうとしても、怒りは収まらない。それこそ相手が土下座でもしない限りは気が済まない状態になってしまう。もっとも、クレーマーは相手が本当に土下座したらそこで勝利宣言を出すか、それでもまだ怒っているかのどちらかでしょうね。健全な精神の持ち主であったら、土下座なんかされたらむしろ困惑したり「ムカついている自分」に対して自己嫌悪を生じるでしょう。この違いはまことに大きいし病理性の有無にかかわってくると思われます。

土下座の力

といった次第で、ムカつくこと自体は珍しくもないし異常ではない。が、ムカつくのもほどほどにしないとクレーマーと内面が同じになってしまう。ムカついた場合は、相手が土下座している光景を思い描いてみればよいのではないでしょうか。十分リアルに思い描ければ、「もういい、消え失せろ」と言いたくなるでしょう。これ以上は、怒っていること自体にうんざりしてくる。失礼や卑怯は、精神におけるほぼ治癒不能の性癖であると捉えておいたほうが適切だと思います。

ここで余談ですが、みなさんは土下座をされたことがありましょうか。わたしは一度だけされたことがあります。別に激烈なトラブルの結果というわけではなかったのですが、相手はここで土下座をしておかないとわたしが職権を乱用して追い詰めてくると勝手に思ったようでした。他に誰もいない場所でいきなり土下座をされたのですが、本当に後味が悪かったですね。あたかも自分が加害者になったような気分に、強制的にさせられてしまう。床に這いつくばっているのは向こうなのに、こちらが悪人になったかのように感じさせられる暴力性がある。たまったもんじゃないです。しかも相手の屈辱的かつ逆恨みの気持ちを想像すると、ぞっとする。そういう意味では土下座というのはある種の武器かもしれないなどと思ったりもしますが、やはりどこか一線を越えた振る舞いという気がして気味が悪い。いちど試してみようと思って、家に一人でいるときに、香箱座りをしている猫に向かって土下座をしてみたことがありますが、もうその行為だけでもグロテスクな気分になったものです。

面倒くさい

面倒だな、面倒くさいなと思うこと自体には、ことさら問題はありません。珍しくもない。それが当たり前の感覚ですし、その面倒さを何とかしようといったところから、多くの工夫や創案が生まれている筈です。面倒は工夫の母、必要は発明の母、といったところでしょうか。

しかし人をマイナス方向、あるいは不幸な方向に導いてしまうような「面倒くさい」の感覚もあるようです。そのような種類の「面倒くさい」は、大切なこととどうでもよいこととの区別を曖昧にしてしまう。これはまずいですね。区別が曖昧になると、遅かれ早かれ自分を大切にすることができなくなる（もちろん他人を大切にすることも）。それどころか、実に些細でくだらないことに自身の運命を託してしまうような、そんな愚かで短絡的なことまでしでかしてしまうのですね。わたしが観察してきた経験から、三つのタイプに分けて解説をしてみましょう。すなわち、「面倒くさい」から不幸へと至る三タイプです。

《投げやりタイプ》↓面倒であるという気持ちが、イライラや理不尽な気持ち、被害感情に結びついてしまう。すると、もううんざりだ！　いい加減にしてくれ！　とばかりに周囲へ当たり散らしたり、自暴自棄となる。何をやっても雑になる。ふてくされた気分に内面が覆い尽くされ、心が荒み、それがために不幸を招き寄せる。

《無気力タイプ》↓もともと心身ともにパワーに欠ける傾向はある。疲れやすく、すぐに「しんどい」「億劫」となって学校や職場から脱落する。ちょっとした困難状況で茫然（ぼうぜん）自失（じしつ）となり、フリーズする。逃避傾向があり、ただし人生指南書や僧侶の説教などには無闇（むやみ）と共感を示す。示すだけで何もしないが。

《杜撰（ずさん）タイプ》↓だらしなく、自制心が乏しい。向上心もなければ責任感も希薄で、自分を甘やかすことばかり考える。自尊心すら持ち合わせているようには見えない。こんな調子であるから、不幸で惨めな生活を余儀なくされていることが多いが、（たとえ救いの手を差し伸べる者がいようと）そこから抜け出そうとすることすら面倒と思い、だらだらと現状に甘んじる傾向あり。

書いているだけでげんなりしてきます。どのタイプの要素も、わずかながら自分の心に宿っているようで不快になってきます。まあそれはそれとして、面倒くさいという感覚は、自分では気づかぬうちに不幸の領域へと当人を連れ込んでしまう。そこが恐ろしいところです。

不幸へと至る道

まず《投げやりタイプ》について。精神科領域にはセルフネグレクトという概念があります（ネグレクトには放置とか無視といった意味があります）。まだ明確な定義はされていませんが、わたしなりに定義をしてみるなら「状況改善への努力の放棄や、援助の拒否によって、必然的に自分自身の健康や安全を著しく損ねていってしまう生活態度」となりましょうか。たとえばここに七十歳くらいの男性がいます。かつては大学教授をしており、テレビでもしばしばコメンテーターとして活躍していました。いわば有名人だったわけです。ところがテレビでの発言がセクハラであると炎上し、そのことでプロデューサーとも喧嘩をしてマスコミからは締め出しを食ってしまった。大学でも学生が抗議運動を起こし、立腹どころか馬鹿らしくなってしまった男性は辞表を学長に叩きつけました。教授の職も抛ったわけです。

以来、元・教授は世の中を逆恨みし、生活が荒れていきました。妻とも衝突して離婚し、ギャンブルとアルコールに走り、気がつくといくつもの病気を抱えたまま財産もなくなり、友人もいなくなっていました。そんな絶望的状況に至る前から、彼は人生に対してすっかり面倒な気分になっていました。もはやどうでもいい、何も望まない。さっさとすべてが終わってしまえばいい。世間を憎んでいるので、誰の援助も受けたくない。教授時代の同僚が、心配して訪ねてきたものの、かつての面影は失せ衰弱した当人は昼間からチューハイの缶を飲みつつ「眠ったらそのまま永眠してしまうのがオレの望みだ。生きるなんて面倒なだけで、だから放っておいてくれ」と語ったそうです。結局彼は望み通りに孤独死を遂げました。

これはいささか極端なケースでしょうが、多かれ少なかれ人生を面倒とみなすことでどんどん行き詰まっていくケースは珍しくない。しかも妙な意地があったりするので、頑なな態度を示して自滅していく。正直なところあまり同情する気にはなれないのですが、周囲としては少々寝覚めの悪い思いに囚われます。

《無気力タイプ》はどうでしょうか。これは身近に一人くらいは思い当たりそうです。ときにはうつ病だと自称したりすることもある。もちろん抗うつ薬を服用しても治りません。せめて簡単なことからスタートして社会復帰を目指したらどうだろうと提案してみても、結局は面倒くさいと諦めてしまう。もうちょっと頑張ってみろよ、などと言うと「うつ病患者を励ますのはアウトなんですよ」などとこちらを説教したりする。ニートの一部は、こういった人たちですね。

では《杜撰タイプ》についてはどうでしょうか。実は右に書いた説明ほど酷くはないけれど（もはや悪口レベルでしたものね）、現状に不平不満を唱え、社会が悪いと愚痴をこぼしつつも、自助努力は「面倒だから」と行わない（もちろんあれこれと理由はつけますが）人たちは山ほどいるわけです。だからどうだと意見する気はありませんが、面倒という名のぬるま湯から出るのは難しいんだろうなあと思わざるを得ません。念のために付け加えておきますと、ときには現状から脱出するためにどうすべきかをまったく思いつけない人がいます。悲惨な生育史とか広義の洗脳によって、現状以外の選択肢を想像できない。だからつらい生活に甘んじている。

「面倒くさい」という免罪符

《杜撰タイプ》は新聞の三面記事に載るような事件を起こすことさえあります。たとえば老母と二人暮らしの息子（無職の中年で、結婚したことも定職に就いたこともない）がいて、老母はある日急逝してしまう。普通だったら（たとえ心肺停止となっても）救急車を呼ぶのではないでしょうか。でも息子はそのまま遺体を放置します（顔に白い布は被せましたが）。一軒家だったので、日が経って遺体が腐敗しても（幸運にも？）異臭で発覚はしなかった。母の年金はそのまま受け取り、手続き等は行わずに何ヶ月も遺体と暮らしていた。最終的には地区の巡査に発見されて大騒ぎになったが、息子としては葬儀を「面倒くさい」と思ったことに加えて年金を貰い続けたかったからと、ただそれだけの理由で起きた異様な事件だったのでした。

　ことに孤独な状態で「面倒くさい」を拗（こじ）らせますと、どうも常識や良識のみならず、理性においてすら一線を越えてしまうケースが生じ得る。「面倒くさい」を免罪符にすると、どこまで人は逸脱してしまうか予想がつかない。既に申したように、自分を大切にするという人生の大前提すら崩れかねない。

　強迫的な振る舞いに取り憑かれた人は「まっとう」な日常を営めなくなりますが、面倒くささに溺れた人もまた「まっとう」さから遠ざかってしまうわけです。ほどほどであり中庸な生活ぶりが、小市民的ではあるかもしれないが安定した暮らしにつながるという当たり前な話に行き着く次第です。

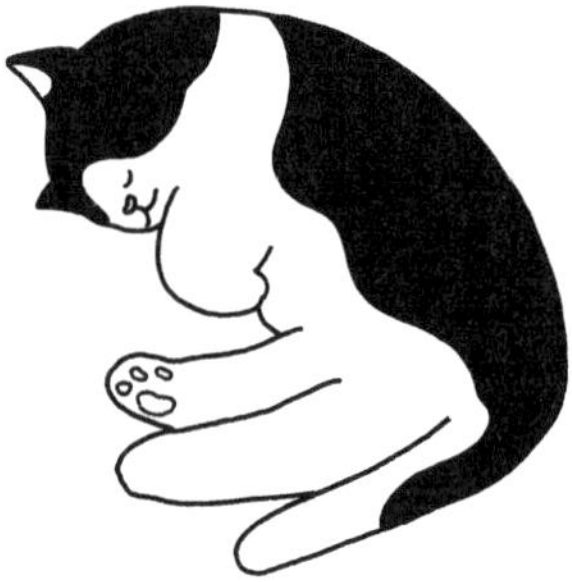

劣等感に押しつぶされそうだ

いわゆるコンプレックスですね。劣等コンプレックスの呪縛から逃れられない、と。さまざまな能力を発揮したり可能性を活かす機会を逸しかねないどころか、下手をするとその人の人生をマイナス方向に導いてしまうかもしれない宿痾――そのようなものとしての「劣等感に押しつぶされそうだ」という実感。

誰だって多少の劣等感は持っている筈です。ただしそれを気に病むか、どこまで重大視するか。どれほど生き方に悪影響が及ぶのか。そこが重要となるでしょう。劣等感に押しつぶされそうで、何もできないし毎日ひたすら暗い気持ちで過ごしている、なんて人もいるでしょうが、おそらくいくら悩んでも解決はつきそうにない。まさにそこが困ったところです。

自己啓発書や人生指南書などを繙(ひもと)くと、他人と比べるから劣等感を覚えるのだ、もっと自分自身の確立に努めなさいといった意味の内容が書かれていることが多いようです。自分は自分、と腹を据えて自分を尊重するようになることができれば、誰かと自分とを比較するなんて振る舞いはしなくなりますよ、と。比較なんかしなければ、自分が劣っているなんて考えは生まれてこないという理屈でしょう。

しかしそれって現実的な助言なのでしょうか。わたしたちは他人と接するとき、自分と相手との共通点や相違点、あるいは程度の違いといったものを（半分は無意識のうちに、半分は意識的に）認識します。それに基づいてこちらの言動や態度を微調整し、スムーズなコミュニケーションを図る。そうしたプロセスの中に、必然的に「自分と他人とを比べる」といった精神活動は混ざり込んでくるでしょう。たとえ他人と比べてもそれを気にし過ぎるな、というのならまだ分かりますが（それができれば苦労しないわけですが）、他人と比べるなというのはいささか無理難題ではないでしょうか。そんな助言はただの「言葉の遊び」としか思えない。

妄想に似ている

それこそ押しつぶされそうな位に劣等感に悩まされているとしたら、おそらくその人にとっての劣等感は妄想に近いものになっていると考えられます。ではどんなところが妄想に相似しているのか。三つの要素を提示してみます。

①安易な説明装置として機能している。

②固執、こだわりが顕著。
③単純な（そして他人からすれば馬鹿げた）世界観。

　まず①です。ある種の精神疾患において、患者さんは途方もない不安感に襲われるようです。理由もないのに、不吉な気分や不穏な徴候、禍々（まがまが）しい感覚や言いようもない危機感に心を支配されるようになる。それと歩調を合わせて、いかにも意味ありげな、しかし不可解な出来事が次々に生じる。道を歩くとなぜか背後に茶色い背広姿で青い紙袋を持った男の姿を必ず見掛ける（ような気がする）。通り過ぎる自動車のナンバープレートの数字が、自分の生年月日の一部と同じだったり、電話番号と一致する。留守をして戻ってくると、机の上のボールペンやノートや時計やマウスの位置が微妙に「ずれて」いるような気がする。カフェに入ったら店員たちが互いに目配せをしながら、「とうとう来たな」と小声で囁き合っている。どれも偶然の一致や深読みに過ぎないのかもしれない事象であるけれど、それらが重なると、いかにも意味ありげに思われてくる。どうも雰囲気がおかしい。まるで自分が監視されたり邪悪な計画の標的にされているような気がしてくる。自分に危険が迫ってくるようで、居ても立ってもいられなくなる。そのうちに、ふと思い当たる。これは某国の諜報機関が人体実験をするためにこっそりと自分を調査したり精神的な「揺さぶいか。

り」をかけているのではないか、と。なるほどそう解釈すればすべては説明がつくではないか。

患者さんは病気によって生じるいささか過敏かつ歪んだ感性によって認識した現実を、「某国の諜報機関による人体実験」という荒唐無稽なストーリーで一挙に理解しようと図るわけです。まあ確かに一理あるかもしれない（一億分の一くらいの可能性ですが）。でもおよそ常識にはそぐわない。これがすなわち妄想というわけですね。

いっぽう「劣等感に押しつぶされそうだ」という人（むしろ劣等感に取り憑かれた人と称するほうが正しいかもしれません）は重苦しい気分や無力感、意欲の消失や気後れ、それどころか思い通りにならなかったり落胆したり失望したことのすべてを劣等感「だけ」で説明しようとする。劣等感の被害者であるワタシというストーリーで「残念な人生」を一挙に理解しようと図る。すなわち安易な説明装置というところで、妄想と劣等感はかなり近いものであります。

次に②はどうでしょうか。人は誰でも単純明快な理由や原因を求めます。できれば自分には落ち度がなかったという形で理由や原因が欲しい。占いだって、通常は説明のつかない事象に理由や筋道を与えてくれるから人気があるのでしょう。そうなりますと妄想や劣等感は、それを越える納得感のある説明を用意しない限り、今まさに苦しんでいる自分にとって最強の説明装置として機能し続けましょう。だから当人は妄想や劣等感に固執する。こだわる。不条理感と自己憐憫（れんびん）に口実がつくか否かの瀬戸際ですから、そりゃ必死になります。

最後に③です。妄想を持つ人は、その妄想のもとである「人体実験を図る某国の諜報機関」さえ殲滅（せんめつ）させれば暮らしに平和が戻ると信じています。劣等感に押しつぶされかけている人は、その劣等感のもとである何らかのウィークポイント（顔の輪郭やパーツの形や大きさや配置に問題がある、髪が薄いだの癖毛である、背が低い、肥満である、勉強が苦手、運動神経が鈍い、滑舌が悪い、不器用、人付き合いが下手、ソツなく振る舞えない、常識知らず、度胸がない等々……）さえ改善すれば明るく前向きに生きていけると信じています。でも世の中はそんな単純なものではない。スイッチを切り替えたように人生が好転するわけでもない。どちらも世界観そのものが作りものめいた単純さに支配されているようで、だから味わいに乏しくミもフタもない。

生きる意味

といった次第で、妄想と劣等感はかなり似たところがある。いや、妄想は場合によっては抗精神病薬が効きますが、劣等感に効く薬はありません。そういった点では、むしろ劣等感のほうが始末が悪いかもしれません。

劣等感は苦しみの原因であると同時に、それがために当人は屈服モードに入っているわけですから「いいわけ」としても機能しており、もはや忌避すべきものなのか必要なものなのかも判然としなくなっている。とはいうものの、もしも劣等感とは無縁のパーフェクトな自分であったなら、おそらく自分に退屈してしまうだろう。オールマイティーのカードを何枚も持ってゲームに臨んでもつまらないじゃないか。劣等感を克服しようとしても、なるほどそれは難しいけれど「折り合いをつける」ことは可能だ。そうやって地道に長所を伸ばして行ければ自信につながり、やがて劣等感は「持ち味」とか「武勇伝」となり得ましょう。完全でないからこそ生きる意味があるんだと思ったほうが正解です。

ところで妄想って、たとえ消失しなくとも、年月を経ると形骸化してきます。一応妄想は残っているけれども生々しさや迫真力が失せてしまうのですね。劣等感も、生涯に渡ってあなたを苦しめ続けるわけではなく、いずれは形骸化してしまうと考えてよろしいと思います。

おわりに

あらためて目次を眺めてみますと、ネガティヴというかネクラ（根が暗い、もはや死語でしょうか）というか違和感そのものというか、鬱々とした項目ばかりが並んでいますね。ろくでもない精神状態のオンパレードだ。こんな感覚をいつまでも心に抱えていれば、世捨て人にでもなりたいと願ったとしても無理からぬ気がしてきます。

ところがこうした感覚も長く持続しますと、（百％ではないけれど）馴れが生じてくるようです。馴染んでくる、とでも表現すべきでしょうか。ときにはそれが妙な具合に「生きている手応え」となってしまったり、人生の奥行きであるとか心の根源につながるような錯覚を立ち上げてしまう場合すらある。そうなりますと、当人は「こうした感覚」を扱いあぐねるいっぽう、それを手放すことにも躊躇してしまいかねない。おかしな話ですが、決してレアな成り行きではありません。

これってある種の適応なんですかね。自虐的なものを微妙に含みつつ、諦めだとか投げやりな気分、偽りの自己肯定、自嘲、居直り等々が混ざり合ってどこか味わいを含んだものに変貌している。ビールが子どもにとっては苦くて不味いだけなのに、大人になると冷蔵庫に常備せずにはいられなくなる不思議さに近いのでしょうか。まあそうは言っても、やはりどこかに無理が生じている。少なくとも一度は真剣に向き合ってみるべきだと思いますし、でも「克服できなかったら敗北である」と思い詰めるほどでもない。いずれにせよ、本書がいくらかでも役に立てば嬉しい限りです。

ここで本文では書き忘れたことをひとつ、記しておきます。あとがきの段階になって思い出すなんて間抜けもいいところですが、ぜひ皆さんに伝えておきたい。

虚無感とか「何をやっても楽しくない……」といった気分に囚われている、気力が湧かず毎日がどんよりしている、生活からみずみずしさが消え失せて心が索漠としている、どうにも人生が冴えない、ツキに見離された感じだ――こういった停滞ムードに陥ってしまったときの脱出法についてです（うつ病の人はちゃんと受診してください）。

停滞ムードは、繊細な精神ゆえに生じると考えたくなるかもしれない。でも少なくとも停滞ムードそのものは「雑」というべき状態と思ったほうが正しい。粗雑とか大雑把とか雑駁の「雑」ですね。心の解像度がきわめて粗くなり、あらゆる思考が投げやりになってしまう。こうなると精神のありようはいよいよ「ぞんざい」になる。何をやっても実感が伴わず、何をやっても杜撰で半端になり、それがなおさら心から輝きを奪う。
こんなときには、仕事でも家事でも整理整頓でも、とにかく目の前のことを出来る限り「ていねい」にやってみるのがコツです。あえて時間を掛け、注意深く、心をこめて大切にやってみる——それだけです。一見、馬鹿らしいかもしれない。面倒に思えるかもしれない。でもそれを実行することで、ささやかな充実感とともに心の解像度が高まってきます。見過ごしていたもの、気付かなかった意味や価値や面白さがゆっくりと浮かび上がってくる。忘れかけていた感覚が呼び覚まされる。ここでやっと「雑」は「繊細」へと切り替わり、精神は徐々に活気を取り戻します。本当ですよ、試してみる価値はあります。

本書の完成までには、たくさんの方々のお世話になりました。企画および伴走で頑張ってくれた編集部の藤﨑寛之氏、素敵なイラストを描いてくれたＳＡＩＴＯＥ氏、いつもながら素敵なデザインをしてくれた木庭貴信氏には、あらためて感謝をさせていただきます。また最後まで付き合ってくれた読者諸氏にも心から「ありがとう」を申し上げます。

二〇二二年一月六日　東京にとっては大雪、の晩に

春日武彦

河出新書 048

こころの違和感 診察室
しっくりこない自分と折り合いをつける方法

二〇二二年二月一八日 初版印刷
二〇二二年二月二八日 初版発行

著者 春日武彦
発行者 小野寺優
発行所 株式会社河出書房新社
〒一五一－〇〇五一 東京都渋谷区千駄ヶ谷二－三二－二
電話 〇三－三四〇四－一二〇一［営業］／〇三－三四〇四－八六一一［編集］
https://www.kawade.co.jp/
マーク tupera tupera
装幀 木庭貴信（オクターヴ）
印刷・製本 中央精版印刷株式会社
Printed in Japan ISBN978-4-309-63149-3

アメリカ
橋爪大三郎
大澤真幸

日本人はアメリカの何たるかをまるで理解していない。二大知性の刺激的な対話によって、アメリカ理解の核心がいま明らかとなる。

001

考える日本史
本郷和人

教科書は退屈だという人へ。東大教授が教える、新しい歴史の愉しみ方。たった漢字一字から歴史の森に分け入る、新感覚・日本史講義。

002

歴史という教養
片山杜秀

歴史に学べと言うが、先行きの見えない時代の中で、それはどういうことなのか。当代屈指の思想史家が説く、歴史センスのみがき方。

003

進化の法則は北極のサメが知っていた
渡辺佑基

地球上の全ての生物の姿かたち、生き方は「体温」が決めていた！ 気鋭の生物学者がフィールドワークを通し壮大なメカニズムに迫る。

004

「学校」をつくり直す
苫野一徳

「みんなで同じことを、同じペースで、同じようなやり方で」のまま続いてきた学校への絶望を、希望へと変える方法を提言する。

005

河出新書

春画でたどる東海道五十三次
江戸の宿場の「性」模様

永井義男

浮世絵図版満載！ 江戸時代に通暁する著者が、豊富な文献資料と貴重な春画を駆使して、東海道、五十三宿の「性」を浮かび上がらせる。

006

京都大とノーベル賞
本庶佑と伝説の研究室

広瀬一隆

ノーベル医学生理学賞に輝いた本庶佑。その背景にある京大医学部の伝統と創造的な研究のリレーを徹底取材。本庶氏へのインタビューも。

007

町山智浩・春日太一の日本映画講義
時代劇編

町山智浩
春日太一

日本の映画語りを牽引する二人が必見の邦画を精選、その魅力を語り尽くす！「七人の侍」「宮本武蔵」「子連れ狼」などを収録。

008

東大流「元号」でつかむ日本史

山本博文

元号が変わるとき、なにが変わるのか——祈りと政治の交点として時代を映し出す「元号」を基点に、名物教授が日本史を新たに紐解く！

009

愛国という名の亡国

安田浩一

「ネットと愛国」以降、日本の右翼化、ネトウヨを告発してきた第一線の人気ジャーナリストが現在の「愛国」という名の「亡国」に挑む。

010

河出新書

〈格差〉と〈階級〉の戦後史　橋本健二

格差論の決定版、現代日本論必携の名著を、10年の時を経て、新データも加えながらアップデート。この社会はいかにして生まれたか。

016

大親分！
アウトレイジな懲りない面々　北野武

河出新書に「北野武」が登場！「利口はやらない、バカじゃできない、一途な人たち。」（北野武）の物語が、幕を開ける。

017

そして、みんなバカになった　橋本治

日本社会の変貌と橋本治による「この20年」における語りが交差する、貴重な単行本未収録インタビュー集成。

018

人は顔を見れば99％わかる
フランス発・相貌心理学入門　佐藤ブゾン貴子

ビジネスなどで採用されている、1億人以上の顔分析に基づくフランス発祥の心理学とは？日本で唯一人の相貌心理学教授による初の書。

019

共鳴する未来
データ革命で生み出すこれからの世界　宮田裕章

私たちの世界は今、どこへ向かうのか。ビッグデータで変わりゆく「価値」を問い直し「個人」を原点に共に生きる社会を提言する。

020

河出新書

緊張を味方につける脳科学
茂木健一郎
緊張は脳の使い方で、敵にも味方にもなる。ビギナーズ・ラック、火事場の馬鹿力、フローやゾーンなど、脳の潜在能力を解き明かす！
026

日本語の教養100
今野真二
語の意味と形、音韻、表記法、様々な辞書、ことばあそび……1つ1つ読み進めていくうちに日本語の諸要素を網羅的に知ることができる。
027

不機嫌のトリセツ
黒川伊保子
コロナ禍でギスギス、家族間のイライラ、職場でモヤモヤ……。史上最悪の不機嫌の時代、到来！ 著者集大成の「不機嫌退散レシピ」！
028

「ことば」に殺される前に
高橋源一郎
否定の「ことば」に分断された日本への緊急出版！「午前0時の小説ラジオ」が待望の書籍化。朝日新聞「歩きながら、考える」収録。
029

サバイバルする皮膚
思考する臓器の7億年史
傳田光洋
生物を外界と隔てる最大のインターフェイス・皮膚はいかにして我々を進化させたのか？ 日本の皮膚研究第一人者がスリリングに紐解く！
030

河出新書